《医道中和——国医大师孙光荣临证心法要诀》

编委会

主　编　曹柏龙　杨建宇

编　委　孙文正　李彦知　王　兴　薛武更　刘应科

　　　　孙　晶　孙玉冰　苗桂珍　朱学敏　李春桂

　　　　崔赵丽　杜启明　金　健　王晓楠　杨　杰

　　　　王立强　周静鑫　陈子泮　黄　妍　曹　灿

　　　　缪　娟　白　珍　朱庆文　孙英凯

主　审　孙光荣

医道中和

——国医大师孙光荣临证心法要诀

主　编　曹柏龙　杨建宇

主　审　孙光荣

中国中医药出版社

·北　京·

图书在版编目（CIP）数据

医道中和：国医大师孙光荣临证心法要诀 / 曹柏龙，杨建宇主编 .
—北京：中国中医药出版社，2017.5（2019.11 重印）

ISBN 978 - 7 - 5132 - 4145 - 8

Ⅰ . ①医…　Ⅱ . ①曹…②杨…　Ⅲ . ①中医临床—经验—中国—现代
Ⅳ . ① R249.7

中国版本图书馆 CIP 数据核字（2017）第 076239 号

中国中医药出版社出版

北京经济技术开发区科创十三街 31 号院二区 8 号楼
邮政编码　100176
传真　010 64405750
赵县文教彩印厂印刷
各地新华书店经销

开本 710×1000　1/16　印张 13.25　字数 177 千字
2017 年 5 月第 1 版　2019 年 11 月第 2 次印刷
书号　ISBN 978 - 7 - 5132 - 4145 - 8

定价　55.00 元

网址　www.cptcm.com

如有印装质量问题请与本社出版部调换（010 64405510）
版权专有　侵权必究

社长热线　010 64405720
购书热线　010 64065415　010 64065413
微信服务号　zgzyycbs

书店网址　csln.net/qksd/
官方微博　http：//e.weibo.com/cptcm

淘宝天猫网址　http：//zgzyycbs.tmall.com

醫道中和

丁酉孟夏

孫光榮 書

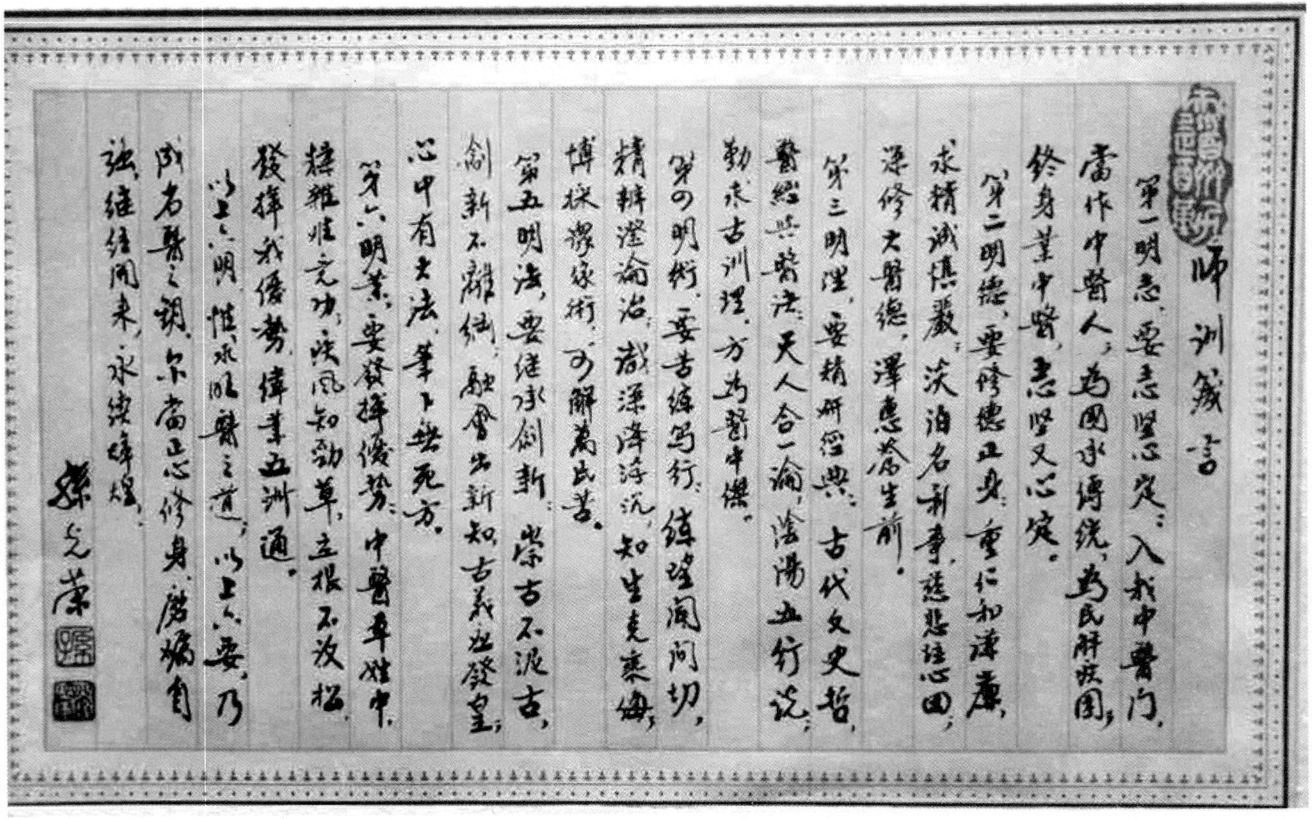

师训箴言

第一明志，要志坚心定：入我中医门，当作中医人；为国承传统，为民解疾困；终身业中医，志坚又心定。

第二明德，要修德正身：重仁和谦廉，求精诚慎严；淡泊名利事，慈悲济世心；源修大医德，泽惠荫生前。

第三明理，要精研经典：古代文史哲，医经与医法；天人合一论，阴阳五行说；勤求古训理，方为医中杰。

第四明术，要善练写行：练望闻问切，精辨证论治；识升降浮沉，知生克乘侮；博采众家术，方解万民苦。

第五明法，要继承创新：崇古不泥古，创新不离纲；融会出新知，古义出发皇；心中有大法，笔下无死方。

第六明业，要发挥优势：中医本姓中，精杂难竞功；疾风知劲草，立根不放松；发挥我优势，伟业五洲通。

以上六明，惟求明医之道；以上六要，乃成名医之钥。尔当正心修身，磨砺自强，继往开来，永续辉煌。

孙光荣

国医大师孙光荣训诫弟子“师训箴言”

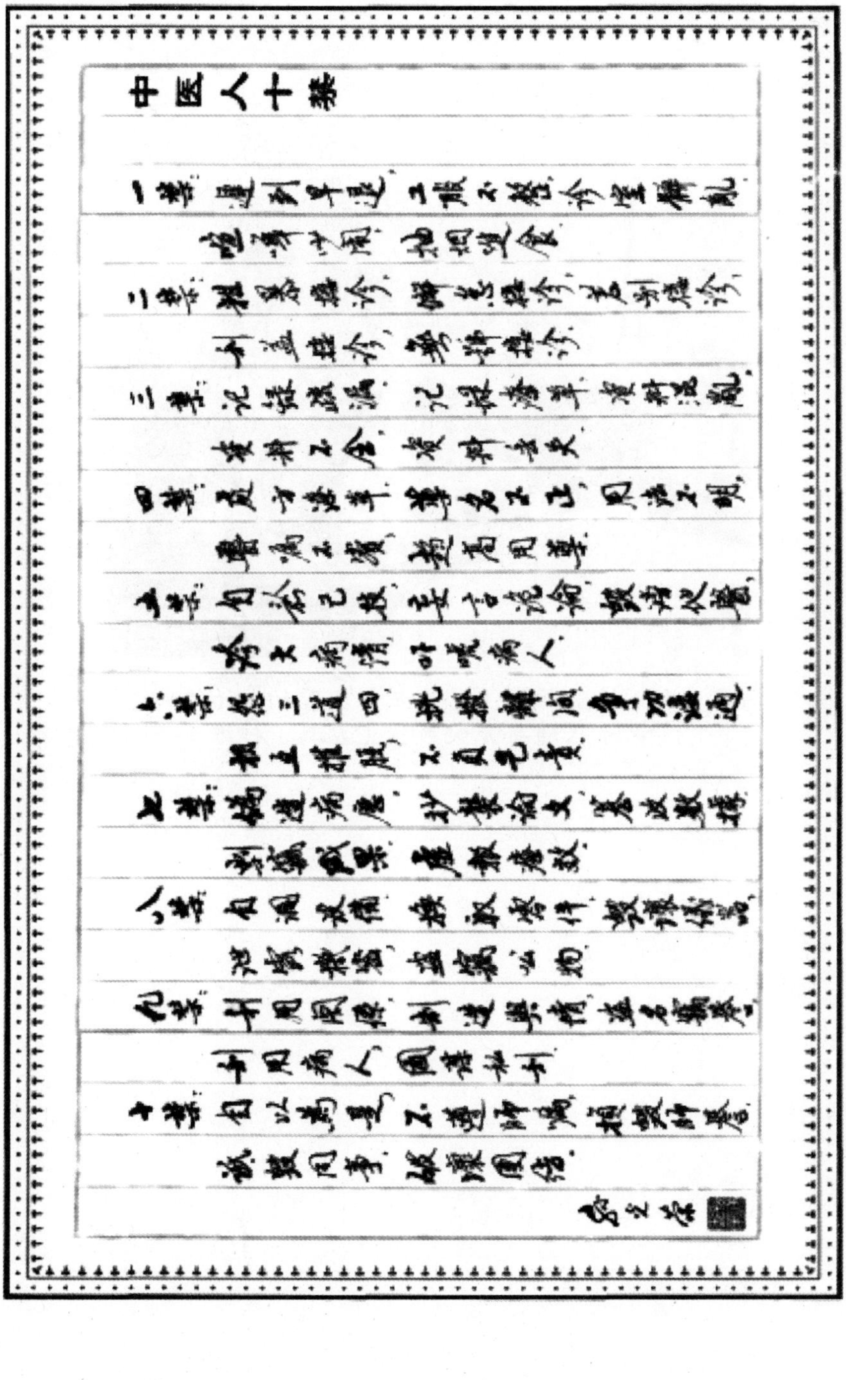

中医人十禁

国医大师孙光荣"中医人十禁"书帖

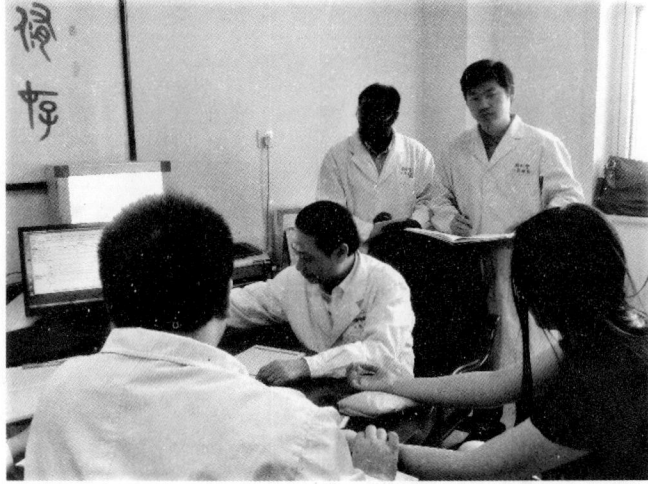

马里共和国迪亚拉博士（左三）及曹柏龙（左四）等
弟子跟随孙光荣教授（左二）抄方

自 序

　　夜深人静，灯光莹莹，吾伏案读书，心清寂然。悠悠运河，孤帆塔影，笔墨毫端，思绪万千。吾之业医，盖有因缘。昔先祖中有为郎中者，知县大人延为诊治。然民国贫困，内外交忧，孔孟之学，尽付灰烬，何况中医乎！父母稼穑之余，略识本草，上下乡亲，多获诊治。吾天资愚钝，笨鸟力飞，幸得神灵相助，金榜题名，于北京中医药大学，挑灯夜读，三坟五典，诸子百家。自中学立志，献身岐黄，至今已二十载矣。然医道之难，易学难精，吾终日所苦者，难得名师指点也。壬辰年，吾拜师于孙光荣教授，终得名师指点。自此以后，吾之中医技艺日益长进，至今已千里之遥矣。传道之恩，何止此生。孙光荣教授业医近60年，著述颇丰。若系统整理，必成鸿篇巨制。然吾跟师抄方三年，自知学力未及，孙光荣教授思想，多有未悟之处。今将孙光荣教授平日授徒之部分临证心法，整理成册，方便记忆，日夜揣摩，研习之用也。心得之处，附以己意。贸然文字，或有失却孙光荣教授深意者，明贤见之，祈为指正！

国医大师孙光荣学术经验传承工作室学术秘书　曹柏龙

2017 年 3 月 8 日 于通州

目　录

传 道 篇

授 业 篇

解 惑 篇

传道篇

"师训箴言"诠释

师训箴言：明志、明德、明理、明术、明法、明业。

唐代文学家韩愈《师说》云："师者，传道、授业、解惑也。"医道者，活人之术也，识宇宙自然之理，验之于人，以保身延命，尽仁义之心也。医业者，救死扶伤，除生命之疾痛，乃慈悲之术也。解惑者，启发心志，解释疑难，传承之法也。故师之责任，可谓重大也。道得师而传，业得师而精，惑得师而解，幸甚也。

吾师从孙光荣教授学习中医之道，执中医之业，解中医之惑，于医道渐有所悟，于吾而言，此乃五百年一遇之恩也。吾每日研习孙光荣教授医案，医业日益精进。值清明时节，天朗气清，万象更新，乃沐浴更衣，再读《师训箴言》，顿觉醍醐灌顶，字字珠玑，其间盛景，难以尽言。今将《箴言》字句，结合平日恩师教导及跟师心得，逐句注释，或挂一漏万，有所偏误，祈望指正。

第一，明志，志坚心定。入我中医门，当作中医人，为国承传统，为民解疾困，终身业中医，志坚人心定。

"志"者，古文作"𢖻"，心之所指也。或云志气、意愿，乃心之所向，未表露出来的长远而大的打算。《说文解字》云："志，意也。"《荀子》云："志者，臧也。"《史记·陈涉世家》云："燕雀安知鸿鹄之志哉！"孙光荣教授特别强调"志"在学习中医过程中的作用，告诫弟子们"志在青云"，要做一个立志传承中医、弘扬中医的接班人。因为一个人要想学习好中医，成为中医的骨干，甚至有朝一日成为中医的栋梁之材，必定要有远大的理想抱负，矢志研习中医，为中医事业而奋斗。若一个学习中医者没有明确的目标，不能坚定不移地走"铁杆中医"的道路，就容易被其他医学牵着鼻子走，成为人云亦云，不知所以然的平庸之才。只有立志于中医事业，才能拥有坚韧、努力的精神，成为真正"有德、有学、有才、有识、有建树"的中医人。

孙光荣教授曰：传承中医事业的志向要坚定，"志坚心定"。心若不定，必然导致浮躁，浅尝辄止，不能深入研究中医，其结局必定是半途而废。离开中医的队伍，不能成为铁杆中医，更谈不上成为中医之栋梁，传承中医，弘扬中医了。当今世界，物欲横流，若不能立志以中医事业为重，必定被金钱物质左右，不能"发大慈恻隐之心，誓愿普救含灵之苦（孙思邈语）"，不能实现为人民群众解除疾病痛苦的愿望。

第二，明德，修德正身。重仁和谦廉，求精诚慎严，淡泊名利事，慈悲注心田，深修大医德，泽惠苍生前。

"德"者，古文作"𢓶""惪"，目直、心直是也，目不斜视，心无二意。凡习医之人，行为端正，医德高尚，方为良医。孙光荣教授曾于国家中医药管理局第三批全国优秀中医临床人才研修项目培训班言："世界上权力最大的，不是国家总理，不是法官，而是医生的处方权。因为国家总理要想决定做一件事情，还需要通过全国人民代表大会讨论通过才行；法官断案，也需要律师辩护后才决定；而医生仅凭一个处方，就可以决定一个人的生死，所以说，医生的处方权力真的很大。"为人在世，欲事业有成，必须具备多个要素，而诸要素中，以德为先。德乃立业之本。此外，"德"还包含"恩德、感恩"之意，为中医人者，当感激我们的祖先为我们留下了中医药这一伟大的宝库，真的是取之不尽，用之不竭，上可以除苍生之疾苦，下可以保身延年。只有感恩，才懂得珍惜，只有珍惜，才会努力去继承和发扬中医药文化，钻研中医药治病救人的技术，最终造福苍生。孙光荣教授言"修德正身"，即"德修身正"也，医德高尚，行为端正。另外，孙光荣教授自幼承袭家学，研习儒家经典著作，在儒家思想中，"德"包含"忠孝仁义、温良恭谦"之意。凡习中医之业，必须心怀仁慈之心，以和为贵，恭谦礼让，廉洁自律。孙光荣教授曾言，为人者"一不贪色，二不贪财"，便不会犯大错误。中医人需要淡泊名利，做到无欲无求，专心为患者医治疾病，解除患者痛苦，像菩萨那样慈悲为怀。若能医德高尚、医术精湛，自然会获得老百姓尊重。故云"深修大医德，泽惠苍生前"。孙光荣教授常常告诫弟子们，不论自励，还是教育子女都要强调三心三养："决心以养志，静心以养性，恒心以养学。"

第三，明理，精研经典。古代文史哲，医经与医诀，天人合一论，阴阳五行说，勤求古训理，方为医中杰。

"理"者，字从玉，里声。联合起来表示"玉石内部的纹路"，引申为顺着玉石内部的纹路切割玉石，即顺着事物的内部道理做事，顺事而为。《说文解字》云："理，治玉也。顺玉之纹而剖析之。"对于中医人而言，主要是指研习与中医有关的理论。尤其是要重视中医文化的传承。因为中医理论博大精深，包含了中国古代神学、哲学、数学、物理学、化学及传统中国文史知识在内的综合学科体系。中医理论是在"天人合一论，阴阳五行说"等理论的指导下，囊括了"天人相应"的指导思想；"脏腑中心，气血中和，阴阳平衡"等生理观点；"阴阳否格，上下不宁"等病机观点；"判定顺逆，决断生死"等辨证要旨；"形、证、脉、气"等辨证依据；"脏腑辨证、经络辨证"等辨证方法；"虚寒、实热、生死、顺逆"等辨证纲领；"平衡阴阳"等治疗大法。孙光荣教授强调，作为中医人，要熟读仲景等各家名著，精研《黄帝内经》等中医古籍，勤于实践，精勤不懈。在中医诊疗技术上要精益求精，不可浅尝辄止。孙光荣教授强调，只有精通中国传统文化的中医人，才能成为中医之大家。

第四，明术，苦练笃行。练望闻问切，精辨证论治，识升降浮沉，知生克乘侮，博采众家术，可解万民苦。

"术"，字从行，本义是指城邑中的道路。《说文解字》云："术，邑中道也。"《广雅》云："术，道也。"引申为方法、策略。对于中医而言，主要是指中医医术，即诊治疾病的策略、手段。中医是一种技术，也是一门艺术，更是一种才艺的象征。因而中国古代的许多儒学大家，都兼习中医。然而中医的诊断方法包括"望、闻、问、切"等多种方法，《难经·六十一难》曰："望而知之谓之神，闻而知之谓之圣，问而知之谓之工，切脉而知之谓之巧。"只有四诊合参，才能万全。孙光荣教授在临床诊治疾病的过程中特别重视脉诊的运用，同时又特别重视传授弟子们望诊、闻诊、问诊的技巧。另外，孙光荣教授不但能充分运用中药的"升降浮沉，生克乘侮"理论及中药七情之"单行、相须、相使、相畏、相恶、相反、相杀"理论，达到"归于中和"的治病目的，还善于学习众多医家之长，融会贯通，其最终目的，皆是治愈患者的疾病，解除病人的心身痛苦。

第五，明法，继承创新。崇古不泥古，创新不离纲，融会出新知，古义应发皇，心中有大法，笔下无死方。

"法"字，乃会意字。从"水"，表示法律、法度公平如水；从"廌"，即解廌，神话传说中的一种神兽。据说，它能辨别曲直，在审理案件时，它能用角去触理曲的人。其基本义是指刑法、法律、法度，同时含有"标准、模式"的意思，苏轼《潮州韩文公庙碑》云："匹夫而为百世师，一言而为天下法"即是此意。孙光荣教授是国家中医药管理局第五批全国老中医药专家学术经验继承指导老师，我国著名的文献学家和中医临床家。其学术思想源自于对《中藏经》的深入研究，继承了"金元四大家"之李东垣、朱丹溪的学术思想，在肿瘤、妇科病、中风病、情志病等疾病诊治方面经验丰富。临床辨证以气虚、血瘀、肝郁、痰浊、热毒等证型多见，在处方用药上，多采用调理气血、疏肝解郁、活血化瘀、清热解毒、软坚散结等治则，在处方用药方面则依照药物的功效区分君臣佐使，采用"三联药对"的组方思想进行辨证用药。其处方用药别具一格，自成一家。孙光荣教授教导弟子，中医是一门深奥的技艺，一定要继承创新，继承是创新的前提条件，没有继承就没有创新。但是不能泥守于古方，要灵活变通，要学习经方、经典理论著作，同时要汲取现代科学研究的成果，融会贯通，并服务于中医的诊疗之中，做到"崇古不泥古、创新不离纲"。在临证处方之时，要对中医经典古籍中有关此病的认识理论进行深入挖掘，"发皇古义"；同时，要在继承的基础上创新，形成自己的理论体系，运用中医"扶正祛邪、调平阴阳"的方法，"四两拨千斤"，治病强身，做到"心中有大法，笔下无死方"。

第六，明业，发挥优势。中医本姓中，柔杂难竟功，疾风知劲草，立根不放松，发挥我优势，伟业五洲通。

"业"字，从丵（zhuó），从巾丛生草。本义是指古时乐器架子横木上的大版，刻如锯齿状，用来悬挂钟磬。引申为"学业、事业、行业"。孙光荣教授告诫众弟子一定要坚信中医，做"铁杆中医"，才能成为一代中医大家。要在临床上相信中医、运用中医。充分运用中医药诊疗优势造福世界，实现中华民族伟大复兴的梦想。孙光荣教授言今日中医处境非常危险，很多高年资中医师在临床不用中医、不信中医、不懂中医，中医人才断层、缺乏、后继乏人，缺乏真正的中医、铁杆中医。孙光荣教授说，国家创造了这么好的条件，供我们进修学习，应该珍惜。孙光荣教授说他七十多岁了，还想学习，国家还培养他，他也会珍惜并学习终生。孙光荣教授还教大家，有一类老中医，一辈子只读一本书，只看一类病，只用一个方加减，比如异功散、少府逐瘀汤，但是老中医的处方第一行药与原方相同或者相似，第二、三行变化多端，灵活加减，尤其是药物间的互相制约，以及相杀、相畏、相使、相须等的运用很是自如，值得大家学习、尊敬。还有另一类学院派的老中医，理论知识全面，熟读甚至背诵四大经典，中医功底深厚，与师承出师的老中医一样，都值得好好学习。

孙光荣教授还告诫弟子们，跟老师出诊，老师不可能把每一例病人都讲给我们听，但是学生课后要学习，自己去悟。全国人才临床高级研修班请国医大师讲四大经典，如《黄帝内经》，这些中医古籍如何读，作为学生要有悟性，书固然要读要背，但不是光把书背下来就行了，光背书还不够，要学会抓住经典的要点，结合本专业、本学科特点，以及疾病的实际情况，灵活运用。只有运用熟练，才能熟能生巧。而且老中医的性格各异，有的老师是谆谆教导，有的老师可能不喜欢讲解，更需要学生自己领悟。孙光荣教授言当年自己跟随师祖李聪甫老师7年，李老就很少讲解，但是孙光荣教授获益终身。

以上"六明"，惟求明医之道；以上"六要"，乃成名医之纲。尔当正心修身，磨砺自强，继往开来，永续辉煌！

"明"字，《说文》曰："照也。"《易·系辞》曰："日月相推，而明生焉。"《疏》曰："日月中时，偏照天下，无幽不烛，故云明。"孙光荣教授曰："要做'名'医，更要做'明医'。"我们要学习老中医如何成为明医的成长经历，模仿老中医的读书思维、处方用药，以及生活习性，把自己培养成未来的一明老中医。

孙光荣教授言：人生，若要立济世之德，修绝世之学，建不世之功，传后世之业，必须做到"十不得"：

一是冷不得——要有持久的雄心与热情；

二是懒不得——要有坚持奋斗的恒心；

三是躁不得——要有冷静的头脑；

四是狂不得——要有谦谨之品质；

五是软不得——要有果断决议之力；

六是露不得——要有锋芒深藏之器度；

七是乱不得——要有据惑辟邪之定力；

八是浮不得——要在学习工作中脚踏实地、掘井汲泉，不能浅尝辄止、一知半解；

九是繁不得——要在生活细节中求简洁朴实；

十是贪不得——要有清廉自律之定力。

若能做到"十不得",达到"戒、定、慧"的境界,坚定中医理想,持之以恒,"正心修身,磨砺自强",必定能成为一代"明"医,传承中医,发扬中医,于中医事业"继往开来,永续辉煌"!

"中和"学术思想及临床经验概述

　　孙光荣是第二届国医大师、国家中医药管理局第五批全国老中医药专家学术经验继承工作指导老师、著名中医临床学家和文献学家、享受国务院政府特殊津贴的有突出贡献专家。原任湖南省中医药研究院文献信息研究所所长，政协湖南省委员会常委。现为北京中医药大学中医药文化研究院院长，国家中医药管理局中医药文化建设与科学普及专家委员会委员；中华中医药学会常务理事，中华中医药学会文化分会学术顾问，中华中医药学会继续教育分会第一任主任委员；全国优秀中医临床人才研修项目培训班班主任；北京市第四批师承双百工程——孙光荣老中医中医社区服务示范点指导专家；北京中医药大学共建中西医结合三级医院和平里医院名老中医工作室建设专家；北京同仁堂中医大师工作室顾问。他先后获得国家自学成才奖章、国家科技进步二等奖、湖南省中医药科技进步一等奖、全国科技图书二等奖等。

　　孙光荣教授学术思想源远流长，其中医理论源自《黄帝内经》《难经》《中藏经》《伤寒论》《金匮要略》等中医典籍，同时受金元四大家之朱丹溪、李东垣学术思想影响，其学术思想可以用"中和"二字概括。"中和"学术思想的核心是"中"字和"和"字。《虞书·大禹谟》言尧将天下交给大禹时，嘱咐禹"人心惟危，道心惟微，惟精惟一，允执厥中"，其"中"即中正之道，意即只有秉持中正之道，才能治理好国家。《中庸》言："中也者，天下之本也。"意即天下所有事物，都要归到"中"的问题上。《说文》中把"中"解释为"中间、中央、中心"，在中医理论中，"中"字也可引申为"内景""脏腑"的意思。"和"即"调和""和谐""和平"的意思，与"和"密切相关的是中医的"阴阳"

9

理论。《内经》云"阴阳者，天地之道也，万物之纲纪，变化之父母，生杀之本始，神明之府也。"《中藏经》云："阴阳者，天地之枢机。""中和"的学术思想，其本意即调和脏腑阴阳。在"中和"学术思想的指导下，运用"中和辨证 – 中和处方 – 中和用药"的方法，构建、创新了中医处方模式的新体系——"三联药组"法。其治疗目标，是实现"上静 – 中和 – 下畅"。

在"中和"辨证方面，孙光荣教授提出了"二十元素表"，包括"时令""男女""天癸""干湿""劳逸""鳏寡""生育""新旧""裕涩""旺晦""神形""盛衰""阴阳""表里""寒热""虚实""主从""标本""逆顺""生死"。

"中和"组方的基本原则是：①遵经方之旨，不泥经方用药；②谨守病机，以平为期；③中病即止，不滥伐无过；④从顺其宜，病人乐于接受。其组方用药注重"天人合一""审辨燮和"，采用调气血、护脾胃、平升降、衡出入的治疗方法。

在"护正防邪固中和、存正抗邪达中和、扶正祛邪畅中和"的治疗思想引导下，自拟用于调理气血的"孙氏益气活血安神汤"，用于调理气机升降的"孙氏扶正祛邪中和汤"，用于治疗咳喘类疾病的"孙氏化痰降逆汤"，用于治疗痰饮类疾病的"孙氏涤痰镇眩汤"，用于调理脾胃的"孙氏益气温中汤""孙氏建中和胃汤"，用于清利下焦湿热的"孙氏清热利肠汤"，用于补肾培精的"孙氏益肾振阳汤"等。

中和学术思想注重"识病、断病"。凡病必审病因，在疾病的发病病机中，不但重视环境和遗传的因素，还重视先天之本"肾"和后天之本"脾"在疾病发生、发展中的作用。倡导"审辨燮和"的辨证论治思想，重视"阴、阳"对立统一、调和平衡的思想。提出"以人为本、效法自然、和谐平衡、救死扶伤"的中医药文化核心理念，强调人的健康与自然环境息息相关，生老病死乃自然法则。

在整理中医古籍《中藏经》的过程中，孙光荣教授提炼出了"寒热虚实生死逆顺"的新八纲辨证思想。通过"护正防邪、存正抗邪、扶正祛邪"之法，实现五行五脏的调和，即气血筋骨之间的平衡。同时注重气机升降，重视"阴阳否格"理论。阴阳否格，则气机不利，升降失常。通过运用中药"护正防邪、存正抗邪、扶正祛邪"对阴阳、五脏、气血筋骨肉的补益调和，达到阴平阳秘、阴阳平衡的治疗效果。这种用药方法充分体现了其"中和"的学术思想。

"上工守神、下工守形"，孙光荣教授临证用药，注重患者形神的调理。通过调节患者的气血津液来调理形神。其主要方法是"扶正"和"祛邪"，通过"邪去正安"的方法，实现"上静－中和－下畅"的健康状态。孙光荣教授认为，"中和用药"离不开调气血。调气血的实质，就是平衡阴阳，实现气血阴阳的"中和"状态。"中和用药"离不开升降出入，包括脏腑气机的升降出入，以及中药本身的升降浮沉、通利汗泻药性。孙光荣教授认为，正气与邪气是对立平衡的统一。气血津液皆为守护之正，六郁、六淫皆为防治之邪。六郁为内邪，六淫为外邪。内邪为本，外邪为标，正气为本，邪气为标。"护正防邪、存正抗邪、扶正祛邪"所指之邪包括内外之邪。其中"六郁"是导致人体生病的重要原因。"六郁"包括造成疾病的气、血、痰、火、湿、食。欲去其邪，必顾其正。在运用中药治疗多种疾病的过程中，要注重顾护胃气、补益肾气。处方用药须按照君、臣、佐、使进行排兵布阵，充分利用药物之间相须、相使、相畏、相杀、相恶、相反进行药对配伍。并注重道地药材、药物炮制方法的选用，其目的在于调和药性，增强中药的疗效，减轻其毒副作用。其中药处方，皆以三个字命名，如"明党参、潞党参、西砂仁、云茯神、灵磁石"等，其中蕴含着丰富的产地、炮制等中药学信息。

孙光荣教授倡导"天人相应为指导的基本观点，从顺其宜的治疗原则，贵阳贱阴的治疗思想"。认为方贵平和，法需严谨。用药虽多，不可杂乱。必须"胸中有大法，笔下无死方"。处方原则一是"扶正祛邪"，二是"补偏救弊"，参照经方模式进行创新。依照药物功效区分君臣佐使，将"三联药组"构成"三型组合"方剂结构，辨证用药做到"继承不泥古，创新不离宗"。

常言道"用药如用兵"，孙光荣教授依照药物功效区分君臣佐使，将"三联药组"构成"三型组合"进行辨证用药的新型处方模式，打破了传统的按照单味药物的功效进行君臣佐使布局、排兵布阵的处方思想，使处方变得更加严谨和规范。

运用"中和"学术思想进行"中和用药"，讲究五个原则——"清、平、轻、巧、灵"。清者，简约也；平者，平淡也；轻者，用药量轻也；巧者，结构严谨也；灵者，灵验也。处方用药，当以"王道"柔抚，不宜似"霸道"之峻猛药攻伐，用药不宜滋腻，为"清"；用药宜平淡、缓和，为"平"；用药适中，剂量不宜过大，为"轻"；胸中有大法，笔下无死方，用药如用兵，四两拨千斤，为"巧"；用药效果灵验，为"灵"。"清、平、轻、巧、灵"成为孙光荣教授"中和用药"的显著特点。

孙光荣教授运用"中和"学术思想在中医咳喘、中风、眩晕、胸痹、心痛、胃脘痛、心悸、妇科病、抑郁症等疾病诊治方面积累了丰富的临床经验。在咳喘病诊治方面，注重化痰、降逆、祛湿，提出了"治咳莫忘祛湿热"。在中风病诊治方面，采用益气化痰、活血通络法，善于运用藤类及虫类药；在眩晕病诊治方面，注重益气活血、补肾、平肝息风。在胸痹心痛病诊治方面，注重益气活血、振奋心阳、开郁清热、化痰解毒、软坚散结。在不寐病诊治方面，以益气活血为主，清心泻火为辅。在脾胃病诊治方面，注重在调理脾胃的基础上清泻肝火。在心悸病方面，主张益气养阴、宁心安神治其本，化痰逐瘀治其标。在抑郁症诊治方面，采用疏肝解郁、益气化痰、开郁益智之法；在肿瘤方面，注重益气活血、清热解毒、软坚散结。归纳肿瘤的病因为十二个字：遗传、意郁、气滞、血瘀、痰凝、毒聚。提出癌症辨证应以各种辨证纲领为主轴（阴阳表里寒热虚实辨证、寒热虚实生死逆顺辨证、卫气营血辨证、气血津精辨证等），无论用任何辨证纲领，都必须"明经晰纬"。就癌症本身而言，无论任何癌症都是以"正虚邪实"为经，以病因、病机、病位为纬。在月经病方面，注重调气血、平升降、衡出入。在糖尿病、肾病方面注重补肾化瘀法的运用，同时针对患者的郁、热、湿、毒等兼证进行辨证加减。孙光荣教授认为，单是见方抄方，就只能遇一病知一病，如果领悟到应用组方的原则与要点，就可以推而广之，创造性地继承名老中医的临证经验。

"中和"学术思想渊源及校注 《中藏经》的成就

孙光荣教授幼承庭训，继拜名师。在其成长的过程中，历经磨难，终成大器。在系统总结、深刻省思中国传统文化的基础上，孙光荣教授悟出了中国传统文化的精髓——中和，并以中国传统文化的中和道学思想出发，反思中医文化，在经历不断的自我否定之否定的过程之后，他把中和道学思想运用到了中医体系的骨髓、血脉之中，在整个中医理论体系的把握和参悟的基础上，发展、创新了中医文化，形成了"中和辨证 – 中和组方 – 中和用药"的中和学术思想，并在中和学术思想的指导下，构建、创新了中医方剂处方模式的新体系——"三联组药"法。三联药组法的大致思想是用一种新的处方模式，实现"祛邪 – 扶正"以达到中和正安的治疗目的，用孙光荣教授自己的话说就是"上静 – 中和 – 下畅"。

孙光荣教授的父亲孙佛生私淑丹溪学派，为当地名医。其处方用药，喜用熟地类中药滋阴补肾。孙光荣教授自幼在父亲严格的家庭教育下，小小年纪就谙熟中国国学经典，在 8 岁的时候，被父亲选中收为徒，进入中医培养的"青苗"计划，因为孙光荣教授的性格、品性契合了中医传承的要求——精勤、严谨、有悟性。

1974 年，孙光荣拜当地卫生院院长易中林为师，系统学习西医知识。易中林先生身在基层，但是医术却十分精湛，更重要的是，他对于农村、农民有着深厚的感情。孙光荣教授说，易中林院长那几年的言传身教，对他影响很大，以至于孙光荣教授到了晚年，还常去探望自己这位恩师。

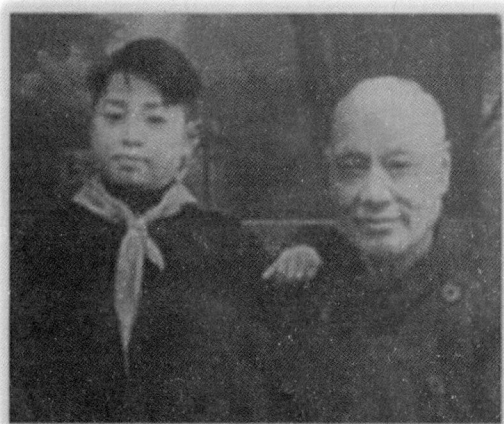

孙光荣教授与父亲孙佛生合影

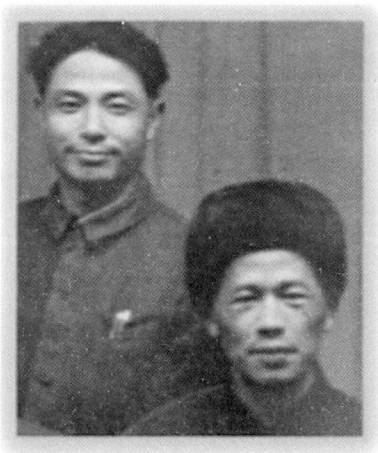

1974 年，孙光荣拜易中林院长为师

　　青年时期，孙光荣教授曾在在浏阳县中学教书，教语文课。这段经历既锻炼了孙光荣教授的口才，也锻炼了孙光荣教授的品格，更奠定了孙光荣教授的国学基础。当年轻的、才华横溢的孙光荣以第一名的考试成绩被湖南省中医药研究院录取的时候，浏阳县中学曾坚持要把他留下继续当语文老师，直到中医研究院的领导反复与校长谈话，才把这位中国传统文化的优秀人才带入到中医传承的队伍中来。如果当初年轻的孙光荣教授被留在中学继续担任语文教授，浏阳中学会多一名教育家，而中医队伍则会少一位重量级的导师。

　　在湖南省中医药研究院，年轻的孙光荣拜我国著名的中医药学家李聪甫研究员为师，学习中医临床及中医古文训诂，在跟师学习的 7 年时间，不离左右。李聪甫研究员推崇"金元四大家"李东垣的脾胃学说，善于运用补气、扶助阳气类药物，与孙光荣父亲孙佛生老中医推崇的丹溪学派主张"滋阴学说"大相迥异，因此，当李聪甫研究员看到年轻的孙光荣开的处方时，被训斥是常有的事情。另外，李聪甫研究员用药非常轻灵，反对大处方。有一次，他见到年轻的孙光荣开具的大处方，直接怒了："你这是给人开方？还是给牛开方呢？这样开方不仅不安全，要是赶上战争年代，药材奇缺，你这是资源的严重浪费啊！中医高明之处，在于辨证准确，四两拨千斤，并不是靠大剂量中药堆砌就能治病的。"李聪甫研究员的一席教导，对孙光荣教授以后的处方影响很大，以至于现在孙光荣教授处方中，很少见到大处方。跟随李聪甫研究员抄方7年，中医处方中的许多奥妙李聪甫研究员很少说，全靠孙光荣自己揣摩领悟。这7年孙光荣收获巨大，也奠定了他后来学术思想的根基。

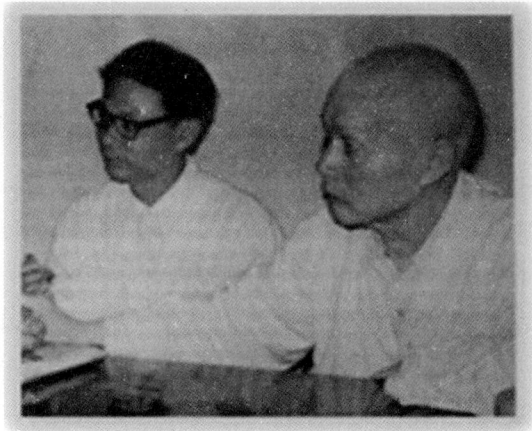

1980年，孙光荣拜李聪甫研究员为师

自古以来，中医有成就者，无不是熟谙中医经典者，孙光荣教授也不例外。他十分重视中医经典《黄帝内经》《伤寒论》《金匮要略》《脉经》等的研究学习，这些可以从后来孙光荣教授撰写的《孙光荣传授弟子入门九方》（简称《九方》）中可以看出来。在《九方》中，他根据《伤寒论》《金匮要略》中的经方组方特点，融入自己的"中和"学术思想，进行加减化裁组方。

真正引导孙光荣进入中医殿堂的，是对中医古籍《中藏经》的校注。《中藏经》相传为华佗及其弟子整理而成，为华佗及其弟子师徒授课的教材。然而，由于历史的原因，流传不是十分广泛。加上年代久远，面临失传的危险，为了对中医古籍进行抢救性发掘整理，需要对其进行校勘注解，然而，校注古籍最重要的一点，就是选择好的底本，为了得到作为《中藏经》的校注底本的"秘本"，孙光荣从湖南赶往上海，在退休的老编辑的家门口"程门立雪"三天三夜，最后，以自己的医术治好了久病卧床的老编辑妻子，终于感动了老编辑，献出了家中珍藏的《中藏经》秘本。

《中藏经》最大的特点是其"寒热虚实生死逆顺"的辨证思想，五脏辨证法为《中藏经》的核心辨证法。全书体现着中医"贵阳贱阴"的扶阳思想。这些辨证思想不但是孙光荣教授后来创建"中和"学术思想，实现"中和辨证－中

孙光荣在李聪甫研究员指导下执笔的《中藏经》校注

和处方－中和用药"的理论思想源泉之一，更重要的是指导孙光荣教授后来的处方用药上，显著地提高了中医临床疗效。那么在《中藏经》这本书中，蕴藏了怎样的中医宝藏呢？

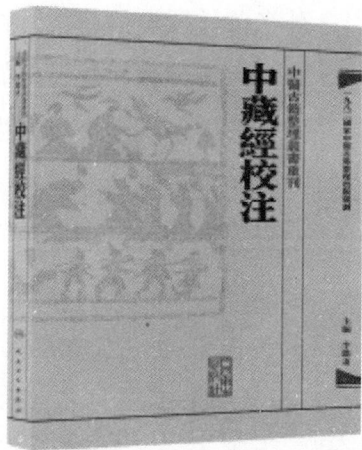

《中藏经》又名《华氏中藏经》，有多种版本传世，公认的版本有：

1. 闽中仓司本，乃参考陆氏老家藏本，经校勘后由南宋楼镛（lún）刊版。

2. 元初赵孟頫（fǔ）手抄本，有两种，相传为后人临摹本，但并不影响其文献价值。其中一本传于中国大陆，存在多卷残缺。另一本传于台湾，至今未见真迹。亦有日本数种抄本传世。清代进士孙星衍曾将两种赵孟頫写本合并校勘，为新中国成立前之最佳版本。

孙光荣教授校勘《中藏经》时即以孙星衍本《中藏经》为底本，以赵孟頫中国大陆写本为参校本校勘而成。为继清代孙星衍之后几百年来首次校勘，亦是到目前为止的最佳版本。孙星衍虽然是清代著名经学家，但并不业医，于医理或略有通晓，然于文字深义处，则难以决断。《中藏经》有三卷本、八卷本等传世，通观全书，则以三卷本为佳。其上卷言医理，中卷言五脏六腑百病脉证，下卷言方药。

孙光荣教授提纲挈领，将《中藏经》的学术思想概括为以下 5 点：

1.天人相应为指导思想的基本观点。

2.脏腑中心阴阳平衡的生理观。

3.从顺其宜的治疗原则。

4.贵阳贱阴的治疗思想。

5.寒热虚实生死逆顺的八纲辨证。

上卷篇首为"人法于天论，其曰天地顺则人气泰，天地逆则人气否"，与《黄帝内经》之天人合一的思想相符合。其下则分别论述阴阳、寒热、上下不宁、脉要、生死、水法、火法、脏腑辨证、积聚、劳伤、传尸、五痹、中风、疔、疽、脚气、水肿、淋病。皆以阴阳为总纲，审寒热虚实生死逆顺。卷中有五脏寒热虚实生死逆顺脉证之法、六腑寒热虚实生死逆顺脉证形色辨证及不同脉象。其脉象部分，虽不如王叔和《脉经》论脉详细，然却较王叔和《脉经》更加突出"生死逆顺"脉象之特点。卷下则列治疗诸病之六十八方，以万应圆为首，然其方中用药多为金石及朱砂、雄黄等有毒之品，难以广泛运用，且炮制不当，多易中毒，不如本草药物安全。由于《中藏经》中的很多医理内容与李聪甫研究员推崇的补气、扶阳、顾护脾胃思想吻合，因此，更容易被作为师承弟子的孙光荣接受，在后来的临床实践中，他广泛的汲取和运用了这些理论。

可以说，孙光荣教授更多的继承了《中藏经》的医理、辨证、脉法思想，而用药方面，则更多的来自于他在跟师学习、研究和临床实践中的经验总结。

《中藏经》脏腑辨证理论与
孙光荣教授辨证思想

在世界传统医学的发展史中，并非只有中医这一种传统医学。古代的埃及、印度、巴比伦帝国都有自己辉煌的科技发展史，也包括在那个时代属于相当发达的医学理论。但是，其他传统医学由于在辨证理论上缺乏持久的科学和哲学思想的引导，逐渐没落或者被现代医学所取代了，只有中医长盛不衰。这其中，与受中国传统文化影响深远的中医的辨证方法有着密切的关系。

中医的辨证论治有多种方法，包括脏腑辨证、经络辨证、卫气营血辨证、寒热虚实阴阳表里八纲辨证等。事实上，从保留下来的中医古籍和历史记载的古代名医来分析，在传统文化发达的春秋战国时代，诸子百家争鸣，天文地理、科技知识渗透、影响到医学理论，产生了诸多的医学流派，中医的辨证论治方法很多，也可以说学派众多。比较出名的古代名医如华佗、扁鹊、和缓等各有师承，各有奇能。《黄帝内经》形成了相对统一和完备的辨证论治体系。然而，这并不能说明其他认识疾病、治疗疾病的理论和方法就消失了，从中国古代文化发展史来看，凡是有价值的东西，多有传人，未能湮灭。即使是被曹操杀害的华佗，其学术思想也没能被湮灭，依然有吴普、樊阿等弟子整理和发展了华佗的学术思想，并形成了后来的《中藏经》。在《黄帝内经》中，《素问》更多的讲究脏腑辨证，《灵枢》更多的介绍针灸的内容。而华佗一方面为中医外科的鼻祖，另一方面，从其《中藏经》的内容来看，主要强调的还是脏腑辨证。事实上中医的所有辨证方法，都离不开脏腑而独立存在（包括经络辨证），或者说，脏腑辨证是一切辨证的核心。那么，在《中藏经》这本古籍中，是如何讲述脏腑辨证的呢？

《中藏经》有关脏腑辨证的阐述，自卷上第二十一篇至卷中第三十二篇，共十二篇。其中起论一篇，肝、胆、心、小肠、脾、胃、肺、大肠、肾、膀胱共五脏五腑，加上三焦之有名无实之腑，共为五脏六腑。《中藏经·论五脏六腑寒热虚实生死逆顺之法第二十一》曰："夫人有五脏六腑，虚实寒热生死逆顺，皆见于形证脉气，若非诊察，无由识也。"强调医者通过诊察患者的"形、证、脉、气"来判断疾病预后的重要性，然后再根据疾病虚实寒热的不同性质，处以补、泻、温、凉不同治疗方法。若无明确的寒热虚实证候者，则取各脏腑所属之本经取治，调之使平，平即"中和"。

《中藏经》脏腑辨证十一篇，乃概括《黄帝内经》脏腑辨证内容，并阐释发挥而成，华佗掘其蕴义，发其隐微，振裘挈领。然其症多纷杂，若非熟悉经络，则茫然无序，故《中藏经》将十一经脉文字，列于各篇之中，使得阅读《中藏经》时清晰明了，下面以《中藏经·论肝脏虚实寒热生死逆顺脉证之法第二十二》为例说明。

肝者，与胆为表里，足厥阴是其经也。旺于春，春乃万物之始生，其气嫩而软，虚而宽，故其脉弦。软不可发汗，弱不可下。弦长曰平，反此曰病。脉虚而弦，是谓太过，病在外。太过则令人善忘，忽忽眩冒。宽而微，是谓不及，病在内。不及则令人胸痛，引两胁胀满。大凡肝实则引两胁下痛，引小腹，令人喜怒；虚则如人将捕之；其气逆，则头痛、耳聋、颊赤。其脉沉之而急，浮之亦然，主胸胁满，小便难，头痛，目眩。其脉急甚，恶言；微急，气在胸胁下；缓甚，呕逆；微缓，水痹；大急，内痛吐血；微大，筋痹；小甚，多饮；微大，消瘅；滑甚，颓疝；微滑，遗溺；涩甚，流饮；微涩，瘈疭。

以上文字与《灵枢·经脉》中肝足厥阴之脉"是动则病腰痛，不可以俯仰，丈夫溃疝，妇人少腹肿，甚则嗌干，面尘脱色。是主肝所生病者，胸满、呕逆、飧泄、狐疝、遗溺、闭癃"多么相似。也就是说，

《中藏经》将脏腑辨证和经络辨证结合了起来，并且从题目来看，是运用脏腑辨证的指导思想统领经络辨证，经络辨证在《中藏经》中属于从属地位。

脏腑辨证作为中医辨证的主导思想，并非源于《中藏经》。记录伊尹汤液经法的《辅行诀》中，便是以五脏辨证作为主导思想。《辅行诀》一书系梁·陶弘景撰录汤液经方 60 首而成。1918 年由"民国"军医张偓南从敦煌王道士手中购得，后一直秘藏于张氏家族中，"文革"中遗失，其孙张大昌原有手抄本，曾传于弟子范志良，已佚。现存最早版本为 1965 年范志良抄写本。其中所记载的 60 首方剂与《伤寒论》诸方有着极其密切的渊源关系。其中记载了大小泻肝汤、大小补肝汤、大小泻心汤、大小补心汤、大小泻脾汤、大小补脾汤、大小泻肾汤、大小补肾汤等方剂，五脏辨证理论地位突显。

孙光荣教授正是在研究《中藏经》的过程中，确立了其脏腑辨证的中心思想。由于五脏六腑各有虚实，以和为安，故调理脏腑气血，五脏安和，正气久存，就成就了孙光荣教授处方用药的原则，并在长期的临床实践中形成了"中和辨证 – 中和处方 – 中和用药"的"中和"学术思想。

"中和"辨证方法及入门九方

一、"中和"辨证方法

在中医药发展史上，中医辨证论治的方法是随着中国古代传统文化的发展逐步完善的。如马王堆帛书《五十二病方》是我国现存最古老的医学方书，记载了100余种疾病，280余首方剂，240多种药物，涉及内、外、妇、儿、五官等各科疾病，其中内容以辨病论治为主，同时蕴含了一定的辨证论治的思想，但是并不成熟。医圣张仲景《伤寒杂病论》一书，完善了中医辨证论治思想，使得中医辨证论治体系趋于成熟。但是，随着时代的发展，人们的疾病谱和疾病特点也在不断变化，辨证论治的内涵和外延也势必需要不断继承创新，如何顺应时代要求，建立符合现代人疾病特点的辨证论治体系及其处方用药，是孙光荣教授等专家长期思考的问题。

孙光荣教授在长期的临床实践中，经过反复研究、总结，在五脏调和、扶正祛邪的治疗思想引导下，逐步形成了其独特的"中和"辨证方法：四诊审证、审证求因、求因明机、明机立法。

第一步 四诊审证

孙光荣教授临证时注重四诊合参，认为只有望、闻、问、切统筹兼顾才能明确审查病因病机，尤其注重望诊和脉诊。问诊方面，注重询问患者水谷出入平衡，包括饮食、二便，以及男子遗精，女子带下、崩漏等症状。而在问诊时，孙光荣教授注重患者当下不适主症，认为以此为切入点，能分清主次，解决当前主要矛盾，如剥茧抽丝，缓图收工。通过以上四诊信息，初步确定患者的中医辨证，为进一步诊治奠定基础。

第二步　审证求因

孙光荣教授在辨明证型的基础上积极寻找致病原因，以求达到"治病求本"。采用"三因学说"，将外感风、寒、暑、湿、燥、火归于外因，喜、怒、忧、思、悲、恐、惊归于内因；其余饮食、金创等归于不内外因。在治疗疾病过程中注重患者生活方式等因素的影响，如贪凉饮冷，嗜食肥甘厚味，平素脾气急躁等。孙光荣教授认为不止于明辨证型，更是注重疾病本质的探求，从根本上入手，如此才能更好地为患者服务。此外，注重金元时期丹溪医派倡导的"气、血、痰、火、湿、食"诸"六郁"病因，在分析病因上注重内伤七情、劳逸失调、饮食不节、外感六淫的分析。孙光荣教授认为，正气与邪气应对立平衡，气血津液皆为守护之正，六郁、六淫皆为防治之邪。六郁为内邪，六淫为外邪。内邪为本，外邪为标，正气为本，邪气为标。其中"六郁"是导致人体疾病的重要原因。

第三步　求因明机

"机"即病机，《素问·至真要大论》曾列病机十九条，包括"诸痛痒疮，皆属于心（火）"等。孙光荣教授在寻找病机时注重《中藏经》提出的"上下不宁"学说。疾病辨证时首推脏腑辨证，而在脏腑病理变化中又尤重脏腑升降失常、上下不宁。生理状态下，各个脏腑升降有序，共同调节人体平衡，使机体维持稳态，生命健康向上。正如肝升于左、肺降于右；脾主升清、胃主降浊；心火下降、肾水上济、心肾相交、水火既济。而在病理状态下，机体的稳态被打破，升降出入失常，出现上下不宁，导致头晕、头痛、胸闷、气短、腹胀、腹痛、二便不调，遂至疾病而生。在中药调理时注重"平升降，衡出入"，正如《素问·六微旨大论》中说："非出入则无以生长壮老已，非升降则无以生长化收藏。"此外，孙光荣教授还注重先天之本肾和后天之本脾在疾病发生、发展过程中的病机特点，在治疗时注重"顾护脾胃、补益肾气"。如治疗不寐病从"心主神明"论治，在辨证论治时重形神、调气血、平升降、衡出入。因心为君主之官，主血脉而安五脏，故神不寐者，乃五脏不和也，当和合五脏气血，脏腑不和的根本原因是"上下不宁"，即"母子"不和，乃五脏六腑之间的生克乘侮关系。根据《内经》六气致病理论，通过调理所在脏腑的母脏或子脏的方法，可以实现脏腑的调和，达到"上下"安宁的治疗效果，临证处方时重视脏腑的补泻方法。如《难经·七十七难》说："见肝之病，则知肝传之于脾，故先实脾气，无令得受肝之邪。"在《难经·六十六难》说："虚则补其母，实则泻其子。"根据五脏生克关系制定基本治疗方法，如滋水涵木、金水相生、培土生金等。凡脾胃虚弱者，当健脾益气；若有阴虚内热，虚火扰心者，清心安神，务使心火下行，肾水润上，水火既济，则神明安而不寐除矣。然有顽固性失眠者，多为血瘀、痰浊胶结而成，久病入络，当活血化瘀。

第四步　明机立法

法即治疗大法，证已出，当据证立法，据法立方。孙光荣教授认为中医诊疗的最高水平就是"调"，最终目标就是"平"，故孙光荣教授治病重形神、调气血、平升降、衡出入，使机体最终恢复"中和"，以达到气血调和、阴阳平衡之稳态。

二、入门九方

"三联药组"，是孙光荣教授根据中药相须、相使等药物之间的相互作用，增加第三味药物，形成三味中药的"角药"形式，但是在三味中药中，又有所偏重，如黄芪、人参补气，共同配伍丹参活血，实现益气活血的作用。而在"护正防邪固中和、存正抗邪达中和、扶正祛邪畅中和"之"中和"的处方理论中，其主导思想，仍然是脏腑辨证的核心思想。以下为孙光荣教授传授给弟子的"入门九方"，我们可以从中窥见脏腑辨证的深邃思想。

1. 心者，君主之官也。心主神明，安神定志

西党参 10g	生北芪 10g	紫丹参 7g
干小麦 15g	大红枣 10g	生甘草 5g
云茯神 15g	炒枣仁 15g	川郁金 10g
灯心草 3g		

——孙氏安神定志汤

水煎服，日1剂，早、晚分服。

此方乃在张仲景《金匮要略》之"甘麦大枣汤"的基础上加减化裁。

方中西党参、生北芪、紫丹参益气活血为君药组，干小麦、大红枣、生甘草养心柔肝为臣药组，云茯神、炒枣仁、川郁金安神开郁为佐药组，灯心草清心安神为使药。四组药共奏养心柔肝、安神定志之功，可用于治疗失眠症、更年期综合征、焦虑、抑郁症、心悸等。

凡失眠又分为心脾两虚及阴虚火旺。无火者加龙眼肉 15g，有火者加灵磁石 15g；多梦易惊忱者，加生龙齿 10g；抑郁症或记忆衰退者加石菖蒲 10g，制远志 10g；月经延期或停经者加益母草、制香附各 12g；狂躁症加合欢皮 10g，灵磁石 5g、石决明 20g；更年期综合征加银柴胡 12g、地骨皮 10g、制鳖甲 15g；盗汗甚者加浮小麦 15g，麻黄根 10g；网瘾症者加炙远志 10g、石菖蒲 10g、合欢皮 10g，灵磁石 5g。

此方对应脉或细数，或细数无力，或细数且涩。舌质淡红，舌苔薄白，或苔少、少津。症见精神恍惚，五心烦热，潮热阵阵，呵欠连连，虚汗淋淋，悲伤欲哭，难寐多梦，言行异常。

2.肝者，将军之官也

生晒参 10g	生北芪 15g	紫丹参 10g
北柴胡 12g	川郁金 12g	制香附 12g
法半夏 10g	广陈皮 10g	淡黄芩 10g

| 大红枣 10g | 生姜片 10g | 生甘草 5g |

——孙氏扶正祛邪中和汤

水煎服，日 1 剂，早、晚分服。

此方乃《伤寒论》之"小柴胡汤"加减化裁方。方中生晒参、生北芪、紫丹参益气活血，北柴胡、川郁金、制香附疏肝解郁，法半夏、广陈皮、淡黄芩清热化痰，大红枣、生姜片、生甘草益气生津，调和诸药。可用于与气血痰热相关的疾病。

凡与气、血、痰、热有关的疾病，均可以此方加减。气、血、痰、热四者中，气、血乃万病之根本，扶正之基石；痰、热乃百病之源，邪盛之标的。欲去其邪，必先扶其正，欲扶其正，必先去其邪，扶正与祛邪常须兼顾。孙光荣教授曰：凡怪病、疑难杂症，皆与痰、热有关，除此基本方外，清热化痰方中，还可加入淡竹茹；若痰蒙心窍，则加入菖蒲、远志；如正气不足，脾虚痰阻，则加入鸡内金以助药力；若兼有脾不化湿，则加入藿香、佩兰；若兼有肝胆湿热，则加入蒲公英、海金沙、金钱草；若小儿积食、厌食，则加入炒谷芽、炒麦芽、炒六曲为妙；若中焦否格不通，则加入隔山消；若肝经热毒内盛，则加入田基黄、鸡骨草、蒲公英；若胃阴重伤，则加入石斛。

此方对应脉或弦，或弦细，或弦滑，或沉弦；舌质或红，或淡红；舌苔或黄，或微黄，或黄白而稍腻。症见发热，持续低热，寒热往来，心烦胸满，欲吐，呕吐，口苦，萎靡不振，懒言，不思饮食。

3. 肺者，司呼吸，为娇脏、储痰之器，变则为咳喘

西洋参 7g	生北芪 7g	紫丹参 7g
炙麻绒 10g	北细辛 3g	生姜片 5g
漂射干 10g	清紫菀 10g	款冬花 10g
清半夏 7g	五味子 3g	大红枣 10g

——孙氏化痰降逆汤

水煎服，日 1 剂，早、晚分服。

此方乃《金匮要略》之"射干麻黄汤"加减化裁方。方中西洋参、生北芪、紫丹参益气活血为君药组，炙麻绒、北细辛、生姜片解表散寒为臣药组，漂射干、清紫菀、款冬花降逆定喘为佐药组，清半夏、五味子、大红枣化痰和中为使药组，四联药组共奏解表散寒、化痰降逆之功。

此方为化痰剂类，其病机乃肺失清肃，气机上逆。症见咳喘上气，喉中痰鸣辘辘，痰鸣如蛙，咳吐不利。其配伍特点是合力祛邪，三管齐下，漂射干、清紫菀、款冬花化痰降逆，五味子泻火利咽，兼以炙麻绒、生姜轻微发表散邪，漂半夏、北细辛燥湿逐饮，方中兼有小青龙、越婢汤之意。若以此方治疗支气管哮喘新感风寒发作者，加荆芥穗 10g、矮地茶 10g、蒲公英 12g；若治疗老年慢性支气管炎兼见便秘者，加矮地茶 10g、麦门冬 12g，清紫菀改为炙紫菀，款冬花改为炙冬花。

凡咽干，痰少者不宜服用。

4. 脾者，中州也，运化水谷，变则为吐泻

生晒参 10g	生北芪 15g	紫丹参 7g
老干姜 10g	上肉桂 5g	炙甘草 12g
炒白术 10g	炒六曲 15g	谷麦芽各 15g
大红枣 10g		

——孙氏益气温中汤

水煎服，日 1 剂，早、晚分服。

此方乃《伤寒论》之"理中丸"加减化裁方。方中生晒参、生北芪、紫丹参益气活血为君药组，老干姜、上肉桂、炙甘草温中散寒为臣药组，炒白术、炒六曲、谷麦芽健脾开胃为佐药组，大红枣为使药，四联药组共奏益气温中、健脾开胃之功效。

其对应脉象或为沉，或沉弦，或沉迟，或沉细，或结代。舌质淡红，舌薄，有齿痕。苔薄白，或花剥。症见身形高瘦，面色萎黄或苍白，四肢倦怠，手足不温，心下有振水声，畏寒肢冷，流涎，白带多，

喜呕，不思饮食，大便稀溏。

此方可调理中焦。凡治中焦之疾，非人参不能健中，非黄芪不能提气，非丹参不能活血，非龙葵不能滑肠，非枳壳不能涩肠。心肺为上焦，肝肾为下焦，脾为中州之脏，即中焦也。凡中焦虚寒，完谷不化，则腹痛腹泻，呕吐下利者可以此方加减。可治疗慢性胃肠炎、厌食症、妊娠恶阻、结肠癌等。治疗慢性胃肠炎，可加焦三仙各 15g，车前子 10g；若治疗胸痹，去上肉桂，加川桂枝 6g、全瓜蒌 10g、薤白头 10g；治疗妊娠恶阻，改紫丹参为 3g，加白蔻仁 6g、紫苏根 10g；治疗结肠癌，改生北芪为 20g，加山慈菇 15g、嫩龙葵 15g、菝葜根 15g；大便秘结者，加火麻仁 12g。

5. 肾者，腰之府，藏精也。内有真阳，虚则为痿

生晒参 10g	生北芪 10g	紫丹参 10g
干地黄 15g	淮山药 10g	山萸肉 10g
炒泽泻 10g	牡丹皮 10g	云茯苓 10g
炮附子 6g	上肉桂 6g	炙甘草 5g

——孙氏益肾振阳汤

水煎服，日 1 剂，早、晚分服。

此方乃《金匮要略》之"肾气丸"加减化裁方。肝肾同为下焦，乙癸同源，故肝肾同补，方中生晒参、生北芪、紫丹参益气活血为君药组；干地黄、淮山药、山萸肉滋补肝肾为臣药组；炒泽泻、牡丹皮、云茯苓健脾泻浊，平龙雷相火，为佐药组；炮附子、上肉桂、炙甘草补命门真阳，为使药，四联药组，治腰痛、足软、水肿，腰以下冷，阳痿早泄，小便不利，以及消渴病属肾阳不足、痰饮内停证者。

其对应脉象为虚细，左尺部尤虚细无力。舌淡胖，苔白或苔少。其配伍特点乃阴阳并补，补泻兼施，引火归元以消阴翳法。

此方加减常常治疗慢性肾炎、糖尿病、阳痿早泄、老年性痴呆等。治疗慢性肾炎，可加刀豆子 12g，川杜仲 12g，冬瓜皮 10g，车前子

10g；若治疗糖尿病，加玉米须 10g，干荷叶 10g；治疗阳痿早泄，加鹿角胶 10g，菟丝子 10g，川杜仲 10g、干仙茅 10g；治疗老年性痴呆者，去炮附子、上肉桂，加巴戟天 10g、制远志 6g、石菖蒲 6g。

6. 脑者，奇恒之府，安神以定志也

西洋参 7g	生北芪 7g	紫丹参 7g
酸枣仁 15g	云茯神 12g	龙眼肉 10g
肥知母 10g	正川芎 6g	川郁金 10g
生甘草 5g		

——孙氏益气活血安神汤

水煎服，日 1 剂，早、晚分服。

此方乃《金匮要略》之"酸枣仁汤"加减化裁方。属于滋养安神剂，治疗虚烦难寐，心悸盗汗，头目眩晕，咽干口燥。其病机乃禀赋薄弱，气血两虚，功能衰退。其配伍特点是标本兼治，养清兼顾，补泻兼施。方中西洋参、生北芪、紫丹参益气养血为君，酸枣仁、云茯神、龙眼肉养心安神为臣，肥知母、正川芎、川郁金开郁清热为佐使，生甘草调和诸药共奏养血安神之效。

其对应脉象或为弦细，或细数，或虚细无力。舌淡红，苔薄白或苔少者。

若以此方治疗更年期综合征，可加干小麦 15g、大红枣 10g、灯心草 3g；治疗顽固性盗汗，加浮小麦 15g、麻黄根 10g；治疗焦虑、神经官能症，加莲子心 10g、灯心草 3g，治疗顽固性室性早搏，加麦门冬 10g、五味子 3g、灵磁石 5g。

7. 三焦者，有名无实，行津液，病则为痰饮，治在中焦

生晒参 10g	生北芪 10g	紫丹参 10g
云茯苓 15g	炒白术 10g	化橘红 6g
川桂枝 10g	炮干姜 10 g	车前子 6g

大红枣 10g　　　　炙甘草 5g

——孙氏涤痰镇眩汤

水煎服，日 1 剂，早、晚分服。

此方乃《金匮要略》之"苓桂术甘汤"加减化裁方。属于方剂之祛湿剂，治疗胸胁胀满、心悸目眩、心下痞闷、气短咳嗽。其病机乃脾阳不足，痰饮内停。其配伍特点是甘淡为主，辛温为辅，温阳化饮。方中生晒参、生北芪、紫丹参益气活血为君；云茯苓、炒白术、化橘红燥湿逐饮为臣；川桂枝、炮干姜、车前子通阳利水为佐；大红枣、炙甘草为使药。四联药组，共奏涤痰镇眩、通阳温中之功效。

若阴虚津少，咳痰黏稠者忌服。

其对应脉象或弦滑，或细滑，舌淡红，苔白滑或苔少者。

若以此方治疗现代病高血压眩晕，可加石决明、川杜仲、川牛膝各 12g；治疗脑震荡后遗症，加煅龙骨、煅牡蛎各 15g；治疗心包积液，去炮干姜、云茯苓，加云茯神 12g、炒枣仁 15g，治疗二尖瓣右下叶腱索撕裂并下垂，去炮干姜、云茯苓，加云茯神 12g、炒枣仁 10、川续断 12g、干萹蓄 6g。

8. 胃者，水谷之海，后天之本

太子参 15g　　　　生北芪 15g　　　　紫丹参 10g

川桂枝 6g　　　　杭白芍 12g　　　　广橘络 6g

炒白术 10g　　　　大红枣 10g　　　　生姜片 10g

鲜饴糖 20g　　　　生甘草 5g

——孙氏建中和胃汤

水煎服，日 1 剂，早、晚分服。

此方乃《伤寒论》之"小建中汤"加减化裁方。用于治疗慢性胃炎、胃溃疡导致的胃脘疼痛等症。

其对应脉象或虚，或虚细，或虚细且涩，或弦细，或芤。舌质或红，或暗红，或淡紫。舌苔或白，或微白，或白腻。

症见心悸、气短、手足烦热，腹痛喜按，小便自利或频数。方中太子参、生北芪、紫丹参益气活血为君药组；川桂枝、杭白芍、广橘络敛阴引阳为臣药组；炒白术、大红枣、生姜片健脾和胃为佐药组；鲜饴糖、生甘草为使药组，四联药组共奏益气补中、健脾和胃之功。可用于脾胃虚寒的疾病如胃溃疡或与脾胃相关的疾病如血小板减少性紫癜、再生障碍性贫血、痛经等。肾为先天之本，脾胃为后天之本，气血生化之源。孙光荣教授非常重视顾护脾胃、调补后天之本在治疗中的作用。凡诊断慢性胃炎、胃溃疡者，根据其临床症状加减用药。如呃逆欲吐者，去鲜饴糖、生甘草，加乌贼骨12g、西砂仁4g、鸡内金10g、延胡索10g；腹胀者加川厚朴10g、大腹皮10g；喜食寒者，胃有热也，去川桂枝，加瓦楞子10g；喜食热者，胃虚寒也，改川桂枝为高良姜10g。

另，孙光荣教授根据临床经验，治疗血小板减少性紫癜，去川桂枝、鲜饴糖，加淡紫草10g、芡实仁15g、白鲜皮10g、生地炭10g；再生障碍性贫血，加真阿胶10g、鹿角胶10g、全当归12g；痛经（腹痛）者，加制香附10g、延胡索10g、吴茱萸3g；月经延期者，加益母草10g；月经先期而至者，加大生地10g；闭经者，加紫河车10g、杜仲10g、大当归10g、月季花10g；不孕者，加覆盆子10g、菟丝子15g；精冷不育者，加仙茅10g、淫羊藿10g。

9. 大肠者，与肺为表里。肠澼者，火克金也

西洋参 7g	生北芪 7g	紫丹参 7g
白头翁 12g	川黄连 12g	川黄柏 12g
苦秦皮 10g	蒲公英 10g	金银花 10g
车前子 10g	生甘草 5g	

——孙氏清热利肠汤

水煎服，日1剂，早、晚分服。

此方乃《伤寒论》之"白头翁汤"加减化裁方。用于治疗下利脓血、疫毒痢疾、腹痛灼热、里急后重。其病机乃热毒深入血分，下迫大肠，伤津液也。

针对火邪致痢的病机，在张仲景《伤寒论》之"白头翁汤"的基础上加减化裁，自拟"孙氏清热利肠汤"，用于治疗下痢脓血，腹痛肛灼、里急后重等症。方中西洋参、生北芪、紫丹参益气活血为君药组；白头翁、川黄连、川黄柏清热凉血为臣药组；苦秦皮、蒲公英、金银花解毒止痢为佐药组；车前子、生甘草为使药，共奏清热利肠、凉血止痢之功效。

本方可用于阿米巴痢疾、急性结膜炎等等。治疗阿米巴痢疾，加鸦胆子（以桂圆包裹吞服）；急性结膜炎者，去苦秦皮，加谷精草 10g。若是重症痢疾，外有表证未解，恶寒发热者，加葛根、连翘以透表解热；若里急后重，加木香、槟榔以调气；脓血多者，加赤芍、丹皮、地榆以凉血活血；夹食滞者，加焦山楂、枳实以消食导滞。

"中和"学术思想

中和学术思想并非孙光荣教授第一个提出来的，在很多的名老中医学术经验总结中，都蕴含着"中和"的学术思想。但是，孙光荣教授把"中和"学术思想不断完善、充实、扩展，并在其弟子杨建宇的学术推广下，影响力逐渐扩大，逐渐形成了"中和学派"。"中和"学术思想作为孙光荣教授的最主要的学术思想，包括"中和辨证－中和处方－中和用药"等诸多方面。

一、"中和"学术思想内涵

孙光荣教授提出"以人为本、效法自然、和谐平衡、救死扶伤"的中医药文化核心理念。孙光荣教授"中和"学术思想理论包括了"天人合一"的养生思想、调和阴阳的治疗思想、五脏相生理论的运用、阴阳否格理论等，下面分别叙述：

1. 重视"天人合一"的养生思想

人生于天地之间，与天地之气息息相通，故人之生老病死，莫不与天地之气有关，《中藏经·人法于天地论第一》云："人者，上禀天，下委地，阳以辅之，阴以佐之，天地顺则人气泰，天地逆则人气否。"在疾病的发病病机中，应重视环境和遗传的因素，重视先天之本——"肾"和后天之本——"脾"在疾病发生、发展中的作用，临证之时以"人参、黄芪"健脾益气，"山楂、荷叶、玉米须、薏苡仁"清气化浊、健脾利湿，以"盐杜仲、川牛膝、炒芡实"益气固肾。

2. 重视"调和阴阳"的治疗思想

《中藏经·人法于天地论第一》云："阳生于热，热而舒缓；阴生于寒，寒则挛急。寒邪中于下，热邪中于上，饮食之邪中于中。""人有百病，病有百候，候有百变，皆天地阴阳逆从而生。"要想通过治疗使疾病的发展得到控制，就要重视"阴阳"对立统一、调和平衡的思想，重视"调和阴阳"在治疗中的作用。其治疗之法，《中藏经·阴阳大要调神论第二》云："阴不足则济之以水母，阳不足则注之以火精。"临床常以"石斛、麦冬、玉竹、生地黄、枸杞子、五味子、龙眼肉"补阴，以"菟丝子、鹿角胶、巴戟天、仙灵脾"补阳。

3. 重视五脏相生理论的运用

《中藏经·生成论第三》云："心生血，血为肉之母；脾生肉，肉为血之舍；肺属气，气为骨之基；肾应骨，肾为筋之本；肝系筋，筋为血之源；五脏五行，相生相成，昼夜流转，无有始终。从之则吉，逆之则凶。"临床应重视通过五行五脏的调和来实现气血筋骨之间的平衡，应善用"当归、大枣、阿胶"滋补心血，"白术、山药、甘草"健脾益气，"黄芪、麦冬、五味子"补益肺气，"盐杜仲、干鹿筋、补骨脂"补肾壮骨，"香附、月季花、益母草"疏肝理气。

4. 重视"阴阳否格"理论

《中藏经·阴阳否格论第六》云："阳气上而不下曰否，阴气下而不上亦曰否。阳气下而不上曰格，阴气上而不下亦曰格。否格者，谓阴阳不相从也。"其治疗之法，"阳燔则治以水，阴厥则助以火。"临床常以"人参、黄芪、菟丝子、巴戟天"等中药扶助脾肾之阳，以"山药、生地黄、枸杞子、银柴胡、地骨皮、鳖甲"等中药滋阴、潜阳，实现阴阳相交的治疗效果。

由此可见，孙光荣教授通过阴阳、五脏、气血筋骨肉的补益调和，达到阴阳平衡的治疗效果，这种治疗方法可以用"中和"二字进行概括，所谓"中和"的学术思想，就是通过药物的作用实现五脏气血阴阳之间的调和，恢复人体健康。

二、形神观

形神观在孙光荣教授中和学术思想中占有重要地位，是孙光荣教授临证诊疗贯穿始终的着力点。《灵枢·营卫生会》中曰："血者，神气也。"孙光荣教授四诊时注重通过观察形神来了解人体气血津液的盛衰。认为人体只有气血充足，脏腑得养，才能表现出良好的精神状态，正如《素问·六节藏象论》中论："气和而生，津液相成，神乃自生。"《灵枢》言："上工守神，下工守形。"望神时，要注重病人明堂气色，观察患者颜面、形、神、气、血的状态。望形时，要通过观察患者形体的强弱、胖瘦、体形特点及皮、肉、筋、脉、骨五体等来诊察病情。因五体合五脏，五体的强弱可以反映五脏精气之盛衰。故望形神，有助于对疾病做出准确的判断。

三、调气血、平升降、衡出入的治疗方法

孙光荣教授在临床实践中，十分注重对患者"形神"的调理，并且总结出通过调气血、平升降、衡出入，平衡脏腑阴阳，达到调治"形神"的治疗方法。

（一）调气血

气血学说始于《黄帝内经》，《素问·调经论》说："人之所有者，血与气耳。"说明气血有特别重要的作用。气血的重要性主要有以下几方面：

1. 生理方面

气血是人体生命活动的根本。对于气血的生化来源，《灵枢·营卫生会》中记载："中焦亦并胃中，出上焦之后，此所受气者……命曰营

气。"表明气主要为水谷精微所化，血乃脾营肾精合成，二者虽不是同一物质，但血中有气，气中有血，相互依赖，成为维持人体机能活动的主要物质基础。

首先，气血能促进生长发育。《素问·上古天真论》指出："女子七岁，肾气盛，齿更发长。"只有肾气充盛，才能促进生长发育而天癸至，所谓的"天癸"就是指具有生殖和发育功能的精血，因精血同源，相互间可以转化，故精又为气之母，精充则气足。其次，气血可濡养五脏六腑、筋骨皮毛。《素问·五脏生成篇》指出："肝受血而能视，足受血而能步，掌受血而能握，指受血而能摄。"表明气血推动了五脏六腑的功能活动。另外，气血可维持机体自身稳定，适应内外环境变化。如《素问·生气通天论》记载："是以圣人陈阴阳，筋脉和同，骨髓坚固，气血皆从。如是则内外调和，邪不能害，耳目聪明，气立如故。"说明正气具有维持自身稳定和抵抗病邪的作用；最后，气血可决定人体形特征，《灵枢·通天论》说："凡五人者，其态不同，其筋骨气血各不等。"

2. 病理方面

气血不调是疾病发生的基础。《素问·调经论》中说："血气不和，百病乃变化而生。"由此可见气血失调是疾病发生发展的内在因素。引起气血失调的原因很多，比如感受风寒湿热、七情、饮食劳倦等。从生理、病理都可见气血在人体内的重要性。下面以"咳喘"为例说明调气血的重要性。首先，病因方面，《素问·咳论篇》说："五脏六腑皆令人咳，非独肺也。"指出咳喘的病位在肺，基础病因为肺失宣肃，肺气上逆发为咳喘；其次，治疗方面，不管咳喘病因是外感还是内伤，皆已伤肺气。故在治疗病因的同时注重调气，因气血互根互用，相互转化，正如"气为血之帅，血为气之母"，故而兼顾调理气血为治疗咳喘病的关键。

（二）平升降，衡出入

升降出入学说最早见于《黄帝内经》，历代医家对其进行了颇多阐

36

述，并认为升降出入学说贯穿于中医学的各个方面，是中医学理论体系的重要组成部分，正如《素问·六微旨大论篇》所言："升降出入，无器不有。"又"非出入，则无以生长壮老已；非升降，则无以生长化收藏。"即五脏六腑均有升降出入。所谓升降，主要是指气和气机的升降。如《素问玄机原病式·火类》所言："人之眼、耳、鼻、舌、意、神识能为用者，皆由升降出入通利也，有所闭塞者，不能为用也。"历代医家认为，在五脏六腑的功能活动中，脾之升清，胃之降浊，肝之升发，肺之肃降，肾水之上升，心火之下降，肾之主纳气，肺之呼吸之气，都是气机升降出入的具体体现，其中脾胃的中枢作用尤为重要。升降是对生理活动过程的调控，是体内物质生、长、衰、亡的具体运动形式和转化条件，每时每刻都在进行着。升降法就是运用一切调节升降的治疗手段，祛邪扶正，达到治疗疾病目的。

《素问·六微旨大论》指出，升降出入"反常则灾害至矣"。所谓出入，主要是气机的散布、纳新。也包括饮食、汗液、二便、月经等各个方面，这些均为出入的衡量依据。升降和出入之间也存在着相互影响、相互制约的关系，正如《读医随笔》所言："内伤之病，多于升降，以升降主里也，外感之病，多于出入，以出入之外也……升降之病极，则亦累及出入矣，出入之病极，也累及升降矣。"

综上，人体上下表里之间通过上下出入的形式相互联系，相互制约，维持着人体整体的动态平衡，所以在治疗方面，要注重脏腑功能的升降平衡，维持人体平衡。

四、孙氏系列方与朱丹溪六郁致病理论的联系

六郁是指造成疾病的气、血、痰、火、湿、食6种病因，孙光荣教授在脏腑辨证的基础上，结合朱丹溪"六郁"致病学说进行了创新和发展。其传授弟子的"入门九方"，正是对"六郁"致病的不同治疗方法。

具体表现在以下 6 个方面：

1. 气血调和

孙光荣教授曰：气血失和，多因气血两虚造成，《黄帝内经素问遗篇·刺法论》云："正气存内，邪不可干，邪之所凑，其气必虚。"气血互根互生互用，气为血之帅，血为气之母。气血为本，心为之主。又心主神明，养气血之本，首重心神，孙光荣教授在张仲景《金匮要略》之"酸枣仁汤"的基础上加减化裁，自拟"孙氏益气活血安神汤"。

2. 气的升降

孙光荣教授认为，人体五脏六腑阴阳平衡，有赖于人体的气机升降正常，若气机升降失常，则导致气郁，进而导致痰、瘀、热、毒等产生。为调畅气机升降，孙光荣教授以张仲景"小柴胡汤"加减化裁，自拟用于扶正祛邪的"孙氏扶正祛邪中和汤"。

3. 百病皆因痰作祟

孙光荣教授认为，痰邪作祟，易生百病，而脾为生痰之源，肺为储痰之器。且肺为娇脏，易受痰扰，致生咳喘类疾病，为此，孙光荣教授在张仲景《金匮要略》之"射干麻黄汤"的基础上加减化裁，自拟"孙氏化痰降逆汤"。

4. 湿邪致病

孙光荣教授认为，湿邪属于人体津液代谢失常的范畴，《素问·经脉别论》云："饮入于胃，游溢精气，上输于脾。脾气散精，上归于肺，通调水道，下输膀胱。水精四布，五经并行。"湿邪致病，导致痰饮内停，治疗湿邪，可从脾、肺、三焦入手，在张仲景《金匮要略》之"苓桂术甘汤"的基础上加减化裁，自拟"孙氏涤痰镇眩汤"。

5. 食积致病

朱丹溪《局方发挥》中说道："今曰冷气、滞气、逆气、上气……熏蒸清道，甚而至于上焦不纳，中焦不化，下焦不渗，辗转传变，为吐，为膈，为噎，为痰，为饮，为翻胃，为吞酸。"孙光荣教授继承了朱丹溪的顾护脾胃学术思想，认为中焦脾胃运化水谷精微，若饮食不节，损伤脾胃，易致胃痛、腹胀、便秘、呃逆诸症，导致多种脾胃疾病的产生。孙光荣教授在张仲景《伤寒论》之"理中丸"的基础上加减化裁，自拟"孙氏益气温中汤"。

6. 火邪致病

火邪为病最多，针对火邪致痢的病机，孙光荣教授在张仲景《伤寒论》之"白头翁汤"的基础上加减化裁，自拟"孙氏清热利肠汤"，用于治疗下痢脓血，腹痛肛灼、里急后重等。

此外，孙光荣教授在火邪热毒理论的思想下，自拟用于防治肿瘤的孙氏肿瘤系列经验方。

五、孙氏系列方与李东垣脾胃为本学术思想的联系

李东垣是金元四大家之一，世称"补土派"，注重调理脾胃。他提出"内伤脾胃，百病由生"的观点，认为肾为先天之本，脾胃为后天之本。脾主运化，包括运化水谷精微和运化水湿两个方面。饮食经过胃的消化后，再经脾进一步运化，吸收其富有营养物质的水谷之精微，转输至心、肺，再通过经脉输送到全身，营养周身脏腑、器官、组织。其水液部分，亦由脾吸收传输，在肺、肾、膀胱等脏腑的共同运化之下，维持和调节体内水液的代谢与平衡。脾胃既为精气升降运动枢纽，又是气血生化之源，故脾胃之功能失常，则可导致多种疾病。

脾在五行属土，土居中央，寄于四季，能兼木火金水之气，故土不专主于长夏，而寄于四时之中。若以时间言，则分治于四时之末各十八日。《素问·太阴阳明论》："帝曰：脾不主时，何也？岐伯曰：脾者土也，治中央，常以四时长四脏，各十八日寄治，不得独主于时也。"四时之末各十八日，合之即七十二日。四时各减十八日，皆剩七十二日。如此五脏各主七十二日，一周期三百六十日为一年。土既旺于四时，又

旺于五脏六腑。心肺肝肾诸脏，都依赖于脾胃运化的水谷之气的充养，所以四脏之中皆有脾胃之气。

1. 建中和胃汤

孙光荣教授认为，肾为先天之本，脾胃为后天之本。孙光荣教授在张仲景《伤寒论》之"小建中汤"的基础上加减化裁，自拟"孙氏建中和胃汤"，用于治疗慢性胃炎、胃溃疡导致的胃脘疼痛等症。

2. 益肾振阳汤

孙光荣教授特别重视先天之本肾在培育精气中的作用，孙光荣教授在张仲景《金匮要略》之"肾气丸"的基础上加减化裁，自拟"孙氏益肾振阳汤"。

六、常用药对及三药联合形成角药的规律

孙光荣教授曰：凡用药，有单行者，有二药相用成对者，有三药联合成角药者，依药物之七情，各宜用之。孙光荣教授在临床实践中善于运用药对的协同作用，达到治病的目的。兹将最常用的中药药对列举如下：

人　参，丹　参　——益气养血

人　参，黄　芪　——益气调气

茯　神，酸枣仁　——敛心安神

麦门冬，五味子　——益气养阴

山慈菇，猫爪草　——软坚散结

山慈菇，菝葜根　——软坚散结

杜　仲，牛　膝　——补肾强筋

杜　仲，当　归　——补肾调经

杜　仲，锁　阳　——补肾壮阳

杜　仲，桑寄生　——补益肝肾

杜　仲，萆　薢　——补肾祛湿

杜　仲，刀豆子　——补肾壮阳

杜　仲，熟附片　——补肾壮阳

杜　仲，干鹿筋　——补肾强筋

杜　仲，败龟甲　——滋阴潜阳

杜　仲，菟丝子　——补肾壮阳

天　麻，何首乌　——安神补脑

麻　仁，龙　葵　——清热通便

大腹皮，川厚朴　——行气除胀

乌贼骨，砂　仁　——和胃止痛

地肤子，白鲜皮　——祛风止痒

煅龙骨，煅牡蛎　——燥湿止痒

陈　皮，半　夏　——清热化痰

远　志，石菖蒲　——开窍益智

玉米须，荷　叶　——化痰降浊

荷　叶，山　楂　——化痰降浊

石决明，钩　藤　——平肝潜阳

金银花，蒲公英　——清热解毒

金银花，炒山栀　——清热解毒

水　蛭，肉　桂　——温经活血

补骨脂，骨碎补　——补肾壮骨

蛇床子，白花蛇舌草　——解毒止痒

生薏米，炒芡实　——祛湿止痒

川郁金，丝瓜络　——疏肝解郁

连翘壳，莲子心　——清心安神

麻黄根，浮小麦　——滋阴敛汗

覆盆子，枸杞子　——补肾助孕

延胡索，田三七 ——行气止痛

全当归，阿胶珠 ——养血调经

丹　参，鸡内金 ——调经助孕

仙灵脾，干仙茅 ——补肾壮阳

蔓荆子，西藁本 ——清利头目

青葙子，密蒙花 ——清肝明目

柴　胡，郁　金 ——清热开郁

葛　根，白　芷 ——养阴和胃

侧柏炭，地榆炭 ——凉血止血

水　蛭，浮　萍 ——活血利水

当　归，益母草 ——养血调经

半枝莲，白花蛇舌草 ——清热解毒

麦门冬，五味子 ——益气养阴

麦门冬，天门冬 ——益气养阴

紫　苑，款冬花 ——化痰止咳

灵磁石，灯心草 ——清心安神

桔　梗，牛　膝 ——解毒利咽

车前子，炒六曲 ——化湿止泻

珍珠母，制鳖甲 ——软坚散结

桑　叶，桑白皮 ——祛湿止咳

杏　仁，百部根 ——化痰止咳

小蓟草，白茅根 ——清热凉血

益母草，香　附 ——行气调经

生地炭，地榆炭 ——凉血止血

刀豆子，覆盆子 ——补肾助孕

银柴胡，地骨皮 ——养阴止汗

车前子，冬瓜皮 ——利水消肿

广橘络，荜澄茄 ——和胃止痛

紫河车，上肉桂 ——补肾助孕

路路通，丝瓜络 ——化痰通络

甘草梢，车前子 ——清热利湿

瓦楞子，降真香 ——和胃降逆

莲子心，灯心草 ——清心安神

兹将最常用三药联合形成角药的规律列举如下：

1. 生晒参（西洋参、西党参、太子参）＋黄芪＋丹参

人身百病，不离气血二字。有气虚者，有气滞者，有血虚者，有血瘀者，有血寒者，有血热者。诸参之中，有生晒参、西洋参、西党参、太子参等，虽名为参，实则品种功效各异。人参得日月之精华，蕴成人形，最能补气调气。凡气虚、气滞，皆可以诸参治之。黄芪最能补中气，凡五脏虚损，气羸不足，咳喘心悸，水肿，腹胀，腹泻，眩晕，脑鸣者，乃气虚使然也，以黄芪补之。然黄芪补气调气，配伍诸参更佳，二物相须为用。量病人之体质、病情，据舌脉而断之以证。于诸参、黄芪配伍时，调节二药之剂量轻重即可。黄芪补气之余，尚有利水之功效，凡水肿病，黄芪可倍用之。

丹参乃活血之圣药，可补血、养血、活血化瘀、凉血散血，其功同于四物。凡气虚血瘀、气滞血瘀、气血两虚、寒凝血瘀、痰瘀阻络之证，均可以诸参配伍丹参治之。诸参之中，又以生晒参补气第一，若有阴虚内热、湿热相裹者，则分别以西洋参、党参代之。西洋参药力不在人参之下，对于肿瘤、不孕不育、脏器囊肿、顽痰怪症，均可以西洋参为首药。若舌上有苔者，湿浊之气也，则以党参代之。遇小儿病，或气阴两虚不甚重者，以及妊娠者，亦可以太子参主之，益气养阴。丹参虽活血，遇崩漏、经带、胎孕等症，亦可用之，然其用量须斟酌，量少为宜。凡出血急或量多者，丹参宜慎之。

2. 茯神＋酸枣仁＋桂枝（龙眼肉、灵磁石、生龙齿、灯心草）

心藏血，主神明，五脏六腑皆主于心，神静则心安，神乱则心烦。茯神与酸枣仁配伍，最能宁心安神。茯神生于大松下，得松之精气，乃本草上品，久服延年益寿。《神农本草经》云："主胸胁逆气，忧恚惊邪恐悸，心下结痛，寒热烦满，咳逆，口焦舌干，利小便。"酸枣仁是安神圣药，《神农本草经》云："主烦心不得眠。"茯神抱松根，阳中寓阴；酸枣仁生树梢，阴中寓阳。茯神与酸枣仁配伍，阴阳和合，乃安神鸳鸯。焦虑、抑郁、失眠、健忘各种情志病，乃心气之乱也。凡以上诸症属心脾两虚者，加龙眼肉；虚火上扰者，加灯心草；肝火上炎者，加灵磁石；心惊怵惕、多梦者，加生龙齿。又心为君主之官，凡心悸、胸闷，皆心阳之气不足，宜助心阳之气，以桂枝配伍。

3. 麦门冬＋五味子＋太子参（桂枝、杏仁、木蝴蝶）

麦门冬、五味子，补心肺之气，凡心悸、咳喘、自汗属气阴不足者用之，常与太子参相配。肺为娇脏，燥邪伤之，麦门冬、五味子能润肺止咳利咽，咳者，加杏仁配伍。咽喉不利者，加木蝴蝶配伍。心主血脉，营阴居之，通于汗，麦冬、五味子能养心阴，益心气。若心悸、胸闷属气阴不足者用之，更加桂枝振奋心阳、养阴复脉。又汗为心之液，自汗属气阴不足者，用之可止汗。

4. 山慈菇＋猫爪草＋菝葜根（珍珠母、蔓荆子、夏枯草）

《黄帝内经》云："诸痛痒疮，皆属于心。"一般皮肤疮疡，出现掀热、疼痛、瘙痒的症状，多属于心火炽盛，血分有热所致。山慈菇、猫爪草为清热解毒、软坚散结之最常用药对。山慈菇为兰科植物杜鹃兰、独蒜兰或云南独蒜兰的干燥假鳞茎。猫爪草为毛茛科小毛茛的块根，形似猫爪而得名。菝葜根为百合科植物西南菝葜（金刚藤）的根茎。有祛风，活血，解毒的功效。蔓荆子，

《本草新编》言："止头痛圣药，入太阳之营卫，凡有风邪在头面者，俱可用。"珍珠母、夏枯草均可软坚散结，珍珠母兼宁心安神之功。以上药物常用于治疗各种肿瘤、结节、疼痛性疾病，也用于白带、湿疹的外洗药。肿瘤患者山慈菇、猫爪草，与蓂根配；兼失眠心悸者与珍珠母配；兼头痛、胃痛者与蔓荆子配，各种良性结节如甲状腺结节、卵巢囊肿等与夏枯草配。

5. 杜仲＋牛膝＋刀豆子（狗脊、桑寄生、萆薢、石决明、老钩藤）

肝肾同居下焦，肝属木，肾属水，乙癸同源，肝肾当同补。肾为先天之本，虚则腰痛、脊痛、痿软不能行。杜仲，《神农本草经》言："主腰脊痛，补中益精气，坚筋骨，强志，除阴下痒湿，小便余沥。"牛膝，为苋科牛膝属的植物。《神农本草经》云："主寒湿痿痹，四肢拘挛，膝痛不可屈，逐血气，伤热火烂，堕胎。"二者常以刀豆子、狗脊、桑寄生、萆薢配伍补肝肾、强筋骨。刀豆子重在补肾，《本草纲目》言："其温中下气，利肠胃，止呃逆，益肾补元。"狗脊重在治疗脊背痛，桑寄生重在治疗筋骨痿软，萆薢兼去下焦湿热，治疗白带多、尿浊等症。石决明为鲍科动物杂色鲍、皱纹盘鲍、耳鲍、羊鲍等的贝壳。若水不涵木，肝风内动，则以石决明平肝息风，若高血压患者兼有中风偏瘫者，老钩藤最为适宜。

6. 天麻＋何首乌＋蔓荆子（藁本、葛根、天葵子、石决明、老钩藤）

脑为奇恒之腑，上于颠顶，唯风可达，故善治脑病者，必于风药中求之。天麻乃兰科天麻属多年生草本植物，又名"赤箭""定风草"，《神农本草经》言其"主恶气，久服益气力，长阴肥健"，《本草纲目》言其"入肝经气分"，主治眩晕、头痛。孙光荣教授治疗头风诸病，均以"明天麻"与何首乌配伍主之，若遇眩晕、头痛甚者，加蔓荆子清利头目。蔓荆子乃马鞭草科植物单叶蔓荆的干燥成熟果实，以意象观之，

45

其位甚高，颇似头目，《本草纲目》言其"气轻味辛，体轻而浮，上行而散，故所主者皆头面风虚之症。"若遇颠顶头痛或脱发者，加藁本。藁本乃伞形科植物，《和剂局方》常用之治疗太阳风寒，循经上犯之头痛、鼻塞、颠顶痛诸症。颈项强痛者，加葛根，可柔筋缓急。脑瘤者，加天葵子清热解毒、消肿散结；肝风内动者，加石决明镇肝息风，肢痿或挛急者，加老钩藤祛风通络。《本草述》云："钩藤治中风瘫痪，口眼㖞斜，及一切手足走注疼痛，肢节挛急。又治远年痛风瘫痪，筋脉拘急作痛不已者。"

7. 地肤子＋白鲜皮＋煅龙骨（煅牡蛎、百部、白花蛇舌草、蛇床子、木槿皮）

凡疮疡肤癣诸症，多为难治之皮肤病。其所以难者有二，一者辨证，二者用药。《黄帝内经》云："诸痛痒疮，皆属于心。"一般皮肤疮疡，出现焮热、疼痛、瘙痒的症状，多属于心火炽盛，血分有热所致。自内发病者多有郁热，当开郁清热，如麻黄连翘赤小豆汤加减；自外发病者多有湿毒，当化湿解毒。地肤子、白鲜皮为治疗皮肤病、白带常用药对，内服外用均可。地肤子，《神农本草经》言其"主膀胱热，利小便。补中，益精气"。《别录》言其"去皮肤中热气，散恶疮，疝瘕，强阴，使人润泽"。白鲜皮为芸香科多年生草本植物白藓的根皮，《本草原始》言其"治一切疥癞、恶风、疥癣、杨梅、诸疮热毒"。二者配伍可祛风、燥湿、清热、解毒。若皮肤瘙痒者常加煅龙骨、煅牡蛎，百部亦称婆妇草、药虱草，可除湿、解毒、杀虫。湿疮难愈者加百部、白花蛇舌草、川楝皮、木槿皮水煎外洗，以上诸药并治白带腥臭者。白花蛇舌草，古书无此药，《广西中药志》云："治小儿疳积，毒蛇咬伤，癌肿。"外治白泡疮，蛇癞疮。蛇床子别名野胡萝卜子，温肾壮阳，燥湿，祛风，杀虫。用于阳痿、宫冷、寒湿带下、湿痹腰痛；外治外阴湿疹、妇人阴痒、滴虫性阴道炎。《本草新编》称其功用颇奇，内外俱可施治，而外治尤良。木槿皮乃锦葵科植物木槿的茎皮或根皮，可清热利湿，杀虫止痒。

8.乌贼骨＋西砂仁＋鸡内金（川厚朴、延胡索、煅瓦楞、炒六曲、荜澄茄）

脾胃居中州，乃"仓廪之官"，包容五谷，五谷为养，五果为助，五畜为益，五菜为充，脾主升清，胃主降浊，升降失常，上不能静，中不能和，下不能畅。则上为眩晕、失眠、胸闷、心悸，中为腹胀、腹痛、胁痛，下为便秘、泄泻，诸"上下不宁"之症，可从脾胃调理入手，当以温药和之。乌贼骨配西砂仁为孙光荣教授治疗脾胃病常用药对，可理气、调中、和胃。砂仁，气味辛温而芬芳，香气入脾，辛能润肾，《本草经疏》言："其为开脾胃之要药，和中气之正品。"脾虚不运者，加鸡内金，以助药力；腹胀、腹痛者，加大腹皮、川厚朴行气除胀；胃脘疼痛不适者，加延胡索行气止痛；泛酸者加煅瓦楞制酸；脾虚不化，便稀溏者，加炒六曲芳香化浊，醒脾。荜澄茄，《开宝本草》言："其下气消食，皮肤风，心腹间气胀，令人能食。"

9.陈皮＋半夏＋柴胡（郁金、半夏、淡竹茹、石菖蒲、远志、藿香、佩兰）

凡顽痰怪症，皆因痰作祟，陈皮、半夏，化痰之药对也，东垣曰："夫人以脾胃为主，而治病以调气为先，如欲调气健脾者，橘皮之功居其首焉。"痰热者，配伍半夏、竹茹，清热化痰。而半夏，乃中焦之圣药也，可燥湿化痰、降逆止呕、消痞散结，张仲景《伤寒论》中有半夏泻心汤、小柴胡汤、小陷胸汤、温胆汤等，均以半夏辛开化痰。竹茹可清热化痰、除烦止呕，尤其善除老痰、顽痰。凡郁证之癫痫抽搐，多有痰邪在里，配伍淡竹茹清热化痰，菖蒲、远志，皆可醒脑开窍，益智，善治中风失语、记忆力下降、抑郁诸症。柴胡，最能行气疏肝，善治肝胆之疾，能通上下左右，尤除中焦气机郁滞。脾有湿热者，配伍藿香、佩兰芳香化湿。若咳嗽之湿邪黏滞，久不能已，则以藿香、佩兰、桑树叶芳香化湿，多可见效。

10. 当归 + 益母草 + 杜仲（郁金、香附、延胡索、阿胶珠、赤芍、地榆炭）

妇人月经不调，30 岁以下，八珍汤主之；30 岁以上，小柴胡汤主之。以益母草、全当归、赤芍养血调经；痛经者香附、郁金、延胡索行气止痛；若有崩漏者以生地炭、侧柏炭、地榆炭凉血止血；川杜仲、阿胶珠补肾调经。

11. 麻仁 + 嫩龙葵 + 郁李仁（天门冬、麦门冬、炒枳壳）

凡便秘之症，有气虚者，有气滞者，阳虚者，有血瘀者，有胃肠实热者，有湿热者，有津液不足者，有肺气不能宣发肃降者，凡此种种，不可一概而论。若遇老年便秘，气虚者居多，可以黄芪、麻仁、龙葵配伍治疗。麻仁，润肠通便，兼补中益气。通便用火麻仁，补中益气用胡麻仁。龙葵乃茄科植物，全草可入药。《本草纲目》言："龙者，言其效之神也。葵者，言其性之滑也，具清热解毒、活血消肿之功，广布于林边、田边、路边、山坡、林源、草地上。"龙葵乃滑肠之圣药，兼清热解毒之功，尤善治肠癌之便秘。凡便秘，属无水不行舟者，可加麦门冬、郁李仁滋水行舟，重者加天门冬，天门冬养阴胜于麦门冬也。凡治中焦之疾，非人参不能健中，非黄芪不能提气，非丹参不能活血，非龙葵不能滑肠，非枳壳不能涩肠。通便过之成滑泻者，以炒枳壳涩之即可。

12. 密蒙花 ++ 谷精草 + 青葙子（夏枯草、木贼草）

视物不明，无非气虚之虚为本，肝火上炎为标，故治视物不明之症，即于益气养血之中，佐加清肝明目之药，如密蒙花、谷精草。密蒙花为马钱科植物密蒙花的干燥花或花蕾。《开宝本草》云其"主青盲肤翳，赤涩多眵泪，消目中赤脉，小儿麸痘及疳气攻眼"。《本草经疏》云密蒙花为厥阴肝家正药，所主无非肝虚有热所致。《本草纲目》："谷精草体轻性浮，能上行阳明经分。凡治目中诸病，加而用之，甚良。明目退翳之功，似在菊花之上也。"凡肝火盛者，亦可加夏枯草、木贼草、青葙子。

七、"三联药组"及"三型组合"处方模式

孙光荣教授认为方贵平和，法需严谨。用药虽多，不可杂乱，必须"胸中有大法，笔下无死方"。处方原则一是"扶正祛邪"，二是"补偏救弊"，参照经方模式进行创新。孙光荣教授继承经方并在长期临床实践体验中自创了"三联药组"及其"三型组合"的处方模式，依照药物功效区分君臣佐使。

第一型：扶正组合，也可以说是"增防型"组合。用于增强抵抗力，即增强防御功能，重在益气活血，益气活血又重在益气，并视需要补其不足、纠其所偏。

第二型：祛邪组合，也可以说是"主攻型"组合。用于攻邪，但"三联药组"中，必有一味用来助攻或制衡，即用以相须、相使、相杀、相畏。

第三型：辅助组合，也可以说是"引导型"组合。主要用于引药直达病所，或用针对性强的专病专药。即针对患者诸不适症状，以药物补处方之不足，用引经药物使其归于病所，纠药物之毒性，调和诸药。然补引纠和诸药剂量不可过大，量大则喧宾夺主，于治病无益。只需"四两拨千斤"，轻轻一拨，使诸药归于"中和"即可。这样仿经方之意而不拘泥于经方之药，师经方之意而为时方之用，根据经方组方的宗旨，针对当代病证特点而组方用药，"继承不泥古，创新不离宗"。以治脑瘤基本方——正天抑瘤汤为例：

【君】生晒参 10g　　　生北芪 15g　　　紫丹参 10g ——益气活血

【臣】天葵子 15g　　　白花蛇舌草 15g　半枝莲 15g

　　　制首乌 12g　　　明天麻 10g　　　生薏米 15g ——清热解毒

【佐】珍珠母 12g　　　制鳖甲 12g　　　山慈菇 12g ——软坚散结

【使】紫浮萍 10g　　　蔓荆子 10g　　　生甘草 5g ——补引纠和

附：针对症状增加"三联专药组"：

血压升高——石决明、川杜仲、川牛膝；

视物不明——夏枯草、木贼草、青葙子；

半身不遂——老钩藤、净全蝎、酥地龙；

头痛呕吐——制南星、姜半夏、广陈皮。

这种依照药物功效区分君臣佐使，将"三联药组"构成"三型组合"进行辨证用药的新型处方模式，打破了传统的按照单味药物的功效进行君臣佐使布局的处方思想，使得处方变得更加严谨和规范。

中和用药，讲究5个字——"清、平、轻、巧、灵"，清者，简约也；平者，平淡也；轻者，用药量轻也；巧者，结构严谨也；灵者，灵验也。

孙光荣教授告诫弟子：治疗疾病，处方用药，当以"王道"柔抚，不宜似"霸道"之峻猛药攻伐，用药不宜滋腻，为"清"；用药宜平淡、缓和，为"平"；用药适中，剂量不宜过大，为"轻"；胸中有大法，笔下无死方，用药如用兵，四两拨千斤，为"巧"；用药效果灵验，为"灵"。

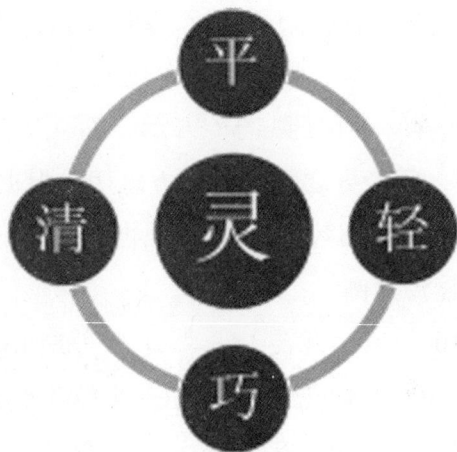

孙光荣中和处方特点

50

授业篇

内科常见病治疗心法要诀

一、咳喘病

1. 咳喘病主要病机及证治

咳喘病属于常见而又难治性疾病。初期多与外感六淫有关，风、寒、湿、暑、燥、火皆可引起咳嗽，病情迁延不愈，则可渐变为喘证，属难治性疾病，多责之于内伤，乃正气虚而邪气乘之，属虚实夹杂之证。

现代许多学者在中医药治疗咳喘类疾病方面进行了不同角度的临床研究。如陈氏研究了口服中药（药物组成：炙麻黄、杏仁、生甘草、川贝母、黄芩、百部、桔梗、紫苏叶、钩藤、冬凌草、穿山龙、地龙）治疗咳嗽变异性哮喘；何氏研究了咳喘合剂（炙麻黄、杏仁、甘草、石膏、鱼腥草、黄芩、葶苈子、前胡、紫苏叶、地龙）治疗慢阻肺急性发作；白氏研究了明清各医家治疗小儿咳喘方药的规律，研究表明，明清医家治疗外感咳喘常用处方是小青龙汤、麻黄汤、参苏饮等，止咳平喘常用处方是葶苈丸、天麻定喘饮、清肺饮等。程氏研究了麻杏石甘汤加减治疗咳喘等。

以上研究结果从不同方面显示中药治疗咳喘疗效肯定，但对咳喘疾病的病机认识未有新的贡献。

2. 咳喘病理论创新及主方

孙光荣教授倡导"中和"学术思想，针对咳喘类疾病，孙光荣教授认为其辨证论治需要重点关注"正""邪"两个方面。扶正祛邪乃治疗大法，邪去则正安。

咳喘若因外感引起，初期以解表祛风散寒为法，若风寒入里，化热为痰，则需清热化痰。病情迁延不愈，则气阴耗损，痰热胶着，难以除尽，则需扶助正气。若劳伤咳喘，则与脏腑虚损有关。对于慢性支气管炎类的咳喘病，则多与痰热、血瘀等关系密切。《黄帝内经》云："五脏皆令人咳，非独肺也。"根据咳嗽的病因，患者的禀赋体质，咳嗽的声音，痰液的有无、质地，疾病的新旧等，判断其中医证型。临床上孙光荣教授采用张仲景三拗汤中的麻黄、杏仁、甘草配伍，以及《金匮要略》中射干麻黄汤加减化裁而成的用于治疗肺系咳喘病的"孙氏化痰降逆汤"

孙光荣教授认为，咳止之后，多需健脾化湿以调理善后，否则湿热不能驱尽则易导致症状复发。常用自拟的"孙氏清热祛湿三叶汤"（冬桑叶、藿香叶、佩兰叶、西党参、生黄芪、紫丹参、生薏米、云茯苓、连翘等组成）调理。

3. 医案举例

刘某，女性，19岁，内蒙古人。鼻塞11年，咳喘近4年。现痰稠咳不爽，胸闷，寐差，舌淡苔少，脉细稍涩。

【中医诊断】咳喘。

【中医辨证】肺失宣降，痰瘀阻络。

【病机分析】肺主皮毛，开窍于鼻，肺失宣降，则鼻塞不通。痰稠咳不爽，必有湿热之邪，因湿邪黏腻，湿热胶着之故。其胸闷之症，源于痰浊阻碍，呼吸不利。且患者咳喘近4年，久病必瘀，脉细稍涩，舌淡苔少，乃气机不利、痰瘀阻络所致。

【治则治法】宣肺平喘，化痰止咳，活血化瘀。

【中医处方】炙麻黄5g，南杏仁10g，矮地茶12g；炙冬花10g，炙紫菀10g，蒲公英15g；辛夷花10g，法半夏10g，广陈皮10g；紫丹参10g，生甘草5g，生姜3片（自备）。

7剂，水煎服，日1剂，早、晚分服。

随访结果：上方服7剂，诸症缓解。

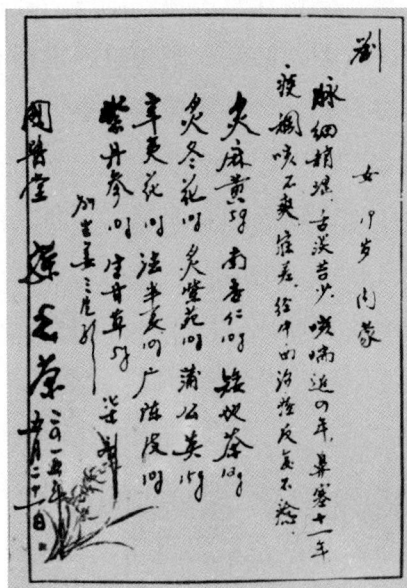

【方药解析】方中炙麻黄、南杏仁一升一降，宣肺平喘，配伍矮地茶化痰止咳，共为君药组；炙冬花、炙紫菀乃化痰二贤，配伍蒲公英清热化痰，共为臣药组；法半夏、广陈皮燥湿化痰，配伍辛夷花则痰热化而鼻塞得通，共为佐药组；丹参活血化瘀为使，甘草清热化热兼调和诸药，久咳伤津耗气，生姜助生津液也。

【推新师意】在上方中，蕴含着孙光荣教授的几个常用药对"麻黄，杏仁""紫菀，款冬花""半夏，陈皮"，分别担任"平喘""止咳""化痰"的功效。另外，添加了矮地茶、蒲公英、辛夷花、丹参、甘草几味中药，这几味中药也是治疗咳喘疾病经常添加的中药。矮地茶，宋代叫紫金牛，其名来历不详，因其树叶像茶叶，经年长不高，故名矮地茶。具祛痰止咳之功效，兼轻度活血利水之功，孙光荣教授常以矮地茶治疗咳喘类疾病。蒲公英，为清解热邪之最常用中药之一，除清热之外，兼有养阴之功，孙光荣教授以蒲公英配伍陈皮、半夏，以加强陈皮、半夏的清热化痰之功效。此外，孙光荣教授在治疗胃溃疡、乳痈、皮肤痤疮、外感发热中也常用到蒲公英，其根本原因，与《黄帝内经》中的

"诸痛痒疮，皆属于心""诸病有声，鼓之如鼓，皆属于热""诸逆冲上，皆属于火"等有关。辛夷花，可解表、清热、宣肺、开窍，孙光荣教授常用在有鼻塞症状患者之中，或佐细辛宣肺通窍。孙光荣教授认为，痰邪作祟，易生百病，而脾为生痰之源，肺为储痰之器，且肺为娇脏，易受痰扰，致生咳喘类疾病，除止咳化痰药物之外，尚需要根据患者的兼证进行化裁加减。有咽炎者，加木蝴蝶、桔梗、麦门冬清利咽喉。不寐者，加茯神、酸枣仁等清心安神。临床验证，许多咳喘类患者酌加清心安神之品后症状明显减轻。

附　孙光荣教授治疗小儿咳喘心得

小儿咳喘为小儿科常见病、高发病。其发病率高，疾病进展迅速，容易缠绵难愈，严重者甚至可以引起死亡。咳嗽与喘息为呼吸系统的两个主要症状，咳者指声响，嗽者指吐痰，即所谓有声无痰为咳，有痰无声为嗽。喘息指呼吸受阻所发出的声音，我将之统称为小儿咳喘病证。其实该病涵盖范围宽泛，广义而言之，包括小儿一切呼吸系统的疾病，即肺系相关的疾病，如感冒、咳嗽、哮病、喘证、肺炎喘嗽、反复呼吸道感染等。狭义而言之，即咳嗽与哮喘二病。此病古有论治，历代医家对此病多有阐发，早在《黄帝内经》便载有咳嗽的病名，并对咳嗽提出系统的论治，其中"五脏六腑皆令人咳，非独肺也"的认识更是深入医者之心，殆至隋代《诸病源候论》更是详细论述了小儿咳嗽病因、病机、病位等，散在历代医家医案记载更是举不胜举。吾在临证之中，多遇此病证的患儿，在前贤基础之上结合家传与师传，以及本人多年来心悟，总结一套比较行之有效的治疗方案，从患儿及家长的长期反馈来看，具备较好疗效。

◎小儿咳喘病因病机认识

论及病因无非内外，外所因所谓外邪也，内所因可以分为虚实两端，虚者多正气不足，实者多邪气充盛。总而言之，可用"正气充内，邪不可干""邪之所凑，其气必虚"来概括。小儿具有"脏腑娇嫩，形气未充"的生理特点，各器官与组织发育不完全，各系统功能不完善，此特点小儿更容易感受外邪，尤其容易感受风、寒、暑、热等六淫之邪气。小儿又为"稚阴稚阳"之体，阴常不足，肺常不足，脾常不足，肾常不足，故小儿感邪亦可致虚证，尤其是久病迁延难愈，并且多转为虚证。综上，小儿咳喘病证可分内外两端，外伤咳喘多为六淫之邪侵袭所致，病程较短，进展较快。内伤咳嗽多为气血脏腑虚弱所致，病程较长，迁延难愈，进而会影响生长发育。

小儿咳喘病位多在肺，对于久病迁延难愈的咳喘可以涉及脾、肾。肺为"娇脏"，故容易受邪；肺为"华盖"，故最先受邪。肺之宣发与肃降的生理特点使得气机调和，反之受邪，肺的宣发肃降特点丧失，遂发为咳嗽，继而喘息，此即为此病之机要。

◎小儿咳喘辨证分型要点

小儿咳喘之病，但见咳嗽与喘息且以此为主症，即可纳入该病范畴。辨病尚易，但辨性需要"火眼金睛"。小儿咳喘辨证需要考虑时令、男女、天癸、长幼、干湿、劳逸、鳏寡、新旧、裕涩、旺晦、神形、盛衰、阴阳、表里、寒热、虚实、主从、标本、逆顺、生死20个元素。鉴于小儿为"纯阳之体""稚阴稚阳"之体的特点，在此20个辨证要素和运用各种辨证方法的基础上，尚需要掌握小儿咳喘辨证的7大要领。

1. 以毛发辨强弱

头发与肾气和精血的盛衰关系密切，故可以辨别头发来诊察患儿的肾气强弱和精血的盛衰。正常小儿的头发色质乌黑、润泽，头发浓密。

若患儿头发枯黄而又参差不齐者，多消化不良而体质羸弱。更有甚者，头发稀疏易落，发结如穗，枯黄无泽，病多体弱。

2. 以指纹辨顺逆

望小儿指纹为中医儿科常见诊法，又称小儿食指脉络诊法，常用于3岁以内小儿。正常指纹在食指指纹掌侧前缘，纹色浅红，红黄相间，络脉隐隐显露与风关之内，粗细适中。病中指纹隐隐呈微黄而又润泽者，多为向愈，是顺证；指纹深陷入里，纤细色淡，现于命关，甚者透关射甲，多为病重，是逆证。更有口诀："浮沉分表里，红紫辨寒热，淡滞定虚实，三关测轻重。"高度总结指纹的临床意义。

3. 以哭声辨表里

听哭声当属闻诊范畴，正常哭声响亮而长，有泪。哭声洪亮多为实证，哭声轻微、沙哑、气不能续，多为里证、重证。哭声清凉和顺为正常或病轻，哭声尖锐或细弱无力为病重。

4. 以二便辨寒热

正常小儿大便一般为黄色而干湿适中，日行 1～2 次。如大便秽臭、尿液黄短，多为热证。大便稀薄，臭气不甚，多为寒证。

5. 以眼神辨生死

目为肝之窍，心之使五脏六腑之精气皆上注于目，因而目与五脏六腑皆有密切联系。历代医家重视望目，《重订通俗伤寒论》言："凡病至危，必察两目，视其目色，以知病之存亡也，故观目为诊治首要。"若黑睛等圆，目珠灵活，目光有神，开阖自如，是肝肾之气血充沛之象，为生象，顺证；若双目紧闭、开合无神、无惊无恐，多为重证、死证，逆证。

6. 以汗液辨虚实

汗是阳气蒸化津液经玄府达于体表而成。《素问·阴阳别论》有云："阳加于阴谓之汗"。正常汗出有调和营卫，调节体温，滋润皮肤的作用。若当汗出而无汗，不当汗出而多汗，或仅见身体的某一局部汗出，多属病理现象。若头汗且热，多为实证；若盗汗，多为虚证。总而言之，自汗多为气虚，盗汗多为阴虚，盗汗自汗合而发之，为气阴两虚。

7. 以咽喉辨标本

咽喉是呼吸、饮食之门户，是经脉循行交会之处，又与五脏六腑关系密切，故而可反应五脏六腑的病变。健康儿童咽喉色淡红润泽，不痛不肿，呼吸通畅，发音正常，食物下咽顺利无阻。根据咽喉的异常变化可以确定脏腑病变的标与本，先发热咳嗽，继而咽喉肿痛，起病急，为标证；先咽喉肿痛，继而发热咳嗽，疾病缓，为本证。

据此 7 点，结合 20 个辨证元素，可以比较准确的进行辨证分型。结合我多年临证经验，我将小儿咳喘分为虚实两大类，实证包括风热咳喘、暑湿咳喘、风燥咳喘、风寒咳喘；虚证包括脾肺虚喘、脾肾虚喘、气阴虚喘。具体辨证要点如下：

1. 实证

（1）风热咳喘：多见于春分前后，又名春之咳，一年四季亦皆可见。以咳嗽为主症，咽喉肿痛为从症，常伴有发热、面赤唇红、出汗、咽肿、痰稠、尿黄等，舌质红，苔薄黄，脉浮数，指纹浮紫。

（2）暑湿咳喘：多见于春夏之交或夏季，以及秋夏之交，又名夏之咳。以咳喘为主症，兼见无汗或汗出不解，身重困倦，胸闷，呕恶，口渴心烦，食欲不振，或呕吐，泄泻，小便短黄，舌质红，苔黄腻，脉滑数，指纹紫滞。

（3）风燥咳喘：多见于秋季，又名秋之咳。以干咳为主症，以气喘为从症，兼有咽痒，咽干，少痰，口渴，小便黄，舌质红，少苔，脉浮数，指纹淡滞。

（4）风寒咳喘：多见于秋冬之际，又名冬之咳。咳喘为主症，兼有咽痒声重，痰白清稀，鼻塞流清涕，恶寒无汗，发热头痛，全身酸痛，舌质淡红，舌苔薄白，脉浮紧，指纹浮红。

2. 虚证

（1）脾肺虚喘：以咳喘为主症，咳喘是标证，脾肺两虚是本证。兼有咳嗽无力，痰白清稀，面色少华，气短懒言，语声低微，自汗畏寒，食少纳呆，平素容易感冒，舌淡嫩，边有齿痕，脉细无力，指纹淡红。

（2）脾肾虚喘：以咳喘为主症，咳喘是标证，脾肾两虚是本证。兼有咳嗽无力，气短心悸，面色苍白，形寒肢冷，脚软无力，腹胀纳差，大便溏稀，夜尿多，伴有生长发育迟缓，舌质淡，苔薄白，脉细弱，指纹淡。

（3）气阴虚喘：以咳喘为主症，咳喘是标证，气阴两虚是本证。兼有咳嗽无力，喘促乏力，气短自汗，神疲懒言，形瘦纳差，面色潮红或无华，潮热盗汗，干咳少痰，舌质红少苔，或地图舌，脉细数，指纹淡红。

◎小儿咳喘组方用药心法

小儿咳喘有相应的经方、时方、验方、自拟方，然我之用方，师经方而不用经方，换言之，用经方之神，而不用经方之形。正如前所述"继承不泥古，创新不离宗"，始终恪守"心中有大法，笔下无死方"，而"扶正祛邪""补偏救弊"为我永恒之大法，在此基础上采用"三联药组""三型组合"进行组方。

第一型：祛邪组合，也可以说是"主攻型"组合：用于攻邪，但"三联药组"中，必有一味用来助攻或制衡，即用以相须、相使、相杀、相畏。这就是"金银花、蒲公英、银翘壳""法半夏、广陈皮、麦门冬"等"三联药组"的用法。

第二型：扶正组合，也可以说是"增防型"组合：用于增强抗力，即增强防御功能，重在益气活血，益气活血中又重在益气，并视需要补其不足、纠其所偏。这就是"生晒参、生北芪、紫丹参""鸡内金、炒谷芽、炒麦芽"等"三联药组"的用法。

第三型：辅助组合，也可以说是"引导型"组合。主要用于引药直达病所，或用针对性强的专病专药。这就是"云茯神、炒枣仁、灯心草""蔓荆子、西藁本、紫浮萍"等"三联药组"的用法。

小儿临证组方亦是如此，选用经方，套用时方，兼用验方，但多为我化裁后之孙光荣自拟方。

小儿用药讲究轻、灵、巧，诸般疾病，药物稍稍拨动即可。正如《医述·幼科集要》所言："小儿勿轻服药，药性偏，易损萌芽之冲和；小儿勿多服药，多服耗散真气。"故而"应该以中和为贵"。要充分发挥小儿机体内在的调节机能，恢复机体的生理平衡，否则非但达不到治疗的目的，还会导致阴阳、脏腑之间新的不平衡，不利于疾病恢复，甚或影响生长发育。

小儿"脏腑娇嫩，形气未充"的生理特点和"脏气清灵，易趋康复"的病理特点决定了小儿用药的特殊性，对于小儿用药应该慎之又慎，结合我多年临证，余以为小儿病证的组方用药要掌握4大要领：

1.药少量小，不宜大方重剂。小儿生机盎然，脏气清灵，对药物反应较成人灵敏，在治疗时，处方用药根据患儿的特点，病情轻重及脏腑功能，轻巧灵活，不宜呆滞，不可重浊，不得妄加攻伐。

2.当施之以寒先试之以凉，当施之以热先试之以温，当施之以峻下先试之缓泻。

3.中病即止，切忌滥伐无过，特别是小儿四大证之麻、痘、惊、疳。

4.能外治（包括针灸、敷贴、按摩、推拿、洗浴）则不内服，能食疗绝不药疗。

结合此认识，与本病而言，应该重视食疗与外治之法，需得药物治疗者，选药应该轻清宣散，正如叶天士所言"治上焦如羽，非轻莫举"，多用桑叶、菊花、射干、薄荷、牛蒡子、蝉衣、藿香、辛夷之类。具体分证治疗如下：

1. 实证

（1）风热咳喘：此证每多风热犯肺。主要是感受风热之邪气所致。宜"疏风清热、宣肺化痰"，方以桑菊饮化裁。

（2）暑湿咳喘：小儿易困于暑湿。初起暑湿犯表，发热不扬，身重易困。进而暑湿缠夹，暑湿之气上逆则犯肺，导致咳喘、呕吐，暑湿之气下行则腹胀泄泻。宜"清暑化湿、宣肺平喘"为治则治法，先用藿香正气散为基本方祛其暑湿之邪，而后平喘。

（3）风燥咳喘：小儿易感秋燥之邪。初秋多为温燥，深秋多为凉燥。秋燥犯肺则易咽痒、干咳、少痰、气喘。宜"清燥润肺、止咳平喘"为治则治法，用自拟"孙氏地茶止咳饮"治之。

（4）风寒咳喘：小儿易感风寒之邪，风寒袭肺则易咳，风寒束肺则易喘。久咳伤肺，久咳致虚，虚延久咳，久咳伤肺，如此反复发作。宜先后用"疏散风寒、宣肺化痰""补肾纳气、止咳平喘"为治则治法，用杏苏散、自拟"孙氏地茶止咳饮"补肾纳气食疗方治之。

2. 虚证

（1）脾肺虚喘：此证咳喘是标，脾、肺两虚是本。宜用"健脾益气、清肺平喘"为治则治法，用六君子汤为基础方，加补肾纳气食疗方治之。

（2）脾肾虚喘：此证咳喘反复发作是标，脾、肾两虚是本。宜用"健脾化痰、温肾纳气"为治则治法，用金匮肾气丸加减，辅以补肾纳气食疗方治之。

（3）气阴虚喘：此证咳喘是标，气阴两虚是本。宜用"益气养阴、化痰平喘"为治则治法，用人参五味子汤加补肾纳气食疗方治之。

◎小儿咳喘临证案例

病案1 高某，男，5岁。1993年2月18日就诊。

5天前，晨起发热，浑身出汗、鼻塞流涕、咳嗽吐痰。经当地医院输液消炎、抗感染（药名不详）治疗，效果不明显。今见发热（肛温39.3℃），面赤，唇红，出汗，咽肿，阵咳，咳声高亢，黄痰黏稠，尿黄。舌红，苔黄，脉浮数。此乃春暖之时感受风热，风热之邪袭肺而咳嗽。法当疏风清热、宣肺化痰。方拟桑菊饮加减为治，方如下：

西党参 3g	生北芪 3g	紫丹参 3g
冬桑叶 9g	甘白菊 9g	芦竹根 9g
连翘壳 6g	苦桔梗 6g	南杏仁 6g
漂射干 5g	蝉蜕衣 5g	牛蒡子 5g

上方，服第一剂，热退（肛温37.8℃），咳嗽减轻；3剂毕，体温正常，咽喉红肿消失，黄苔亦退，但尿稍黄，咳痰不爽。前方去芦竹根、蝉蜕衣、漂射干，加瓜蒌皮 5g，化橘红 5g。再进4剂，诸症平。

此例的辨治要点是：

（1）时令：小儿咳喘一年四季皆可发生，但与时令有关，春暖之时（春分

前后）每多风热犯肺，主要是感受风热之邪所致的咳嗽。本例发病正值此时令。

（2）寒热：发热、面赤、唇红、出汗、咽肿、痰稠、尿黄，风热证候显明。

（3）主从：咳嗽为主，咽肿为从。

病案 2 胡某，男，9岁。1995年"初伏"就诊。

3天来，发热无汗、咳嗽气喘、呕吐泄泻、困倦昏迷，至当地医院抢救，已连续输液两天，罔效。现见发热（腋温39.5℃），面鳌，唇绀，无汗，身如燔炭，咳嗽气喘，痰液稀白，流清涕，泄泻稀便，尿不黄。舌红，苔白腻，脉濡数。此乃夏季暑湿之邪犯肺所致。法当清暑化湿、宣肺平喘。方拟藿香正气散加减治之，处方如下。

藿香叶 10g	紫苏叶 10g	冬桑叶 10g
法半夏 9g	广陈皮 9g	香白芷 9g

| 制川朴 9g | 苦桔梗 9g | 大腹皮 9g |
| 北柴胡 6g | 蝉蜕衣 6g | 辛夷花 6g |

上方服第 1 剂，热退（腋温 38.℃），泄泻减；两剂后体温正常，泄泻止，清涕减。但仍咳喘不已。前方去藿香叶、北柴胡、蝉蜕衣，加款冬花 6g，清紫菀 6g。再进 5 剂，悉愈。

此例的辨治要点是：

（1）时令：春夏之交、夏季、秋夏之交（特别是夏至前后），小儿易困于暑湿，初起暑湿犯表，发热不扬，身重易困。进而暑湿缠夹，暑湿之气上逆则犯肺，导致咳喘、呕吐，暑湿之气下行则腹胀泄泻。

（2）标本：暑湿是因、是本，其余诸多症状皆是果、是标。

病案 3 韩某，女，10 岁。1997 年中秋节前就诊。

一个多月来，感冒之后咳嗽气喘，累经中西医药治疗，效果不显。现见鼻干唇绀开裂，面部及周身皮肤干燥，咽喉干痒，痒则咳喘，痰少且黏稠，咳声如犬吠，尿微黄。舌暗红，少津，苔薄白，脉细稍数。此乃秋季风燥之邪犯肺所致。法当清燥润肺、止咳平喘。用自拟"孙氏地茶止咳饮"治之，方如下：

南沙参 9g	生北芪 3g	紫丹参 3g
矮地茶 9g	冬桑叶 9g	南杏仁 9g
麦门冬 9g	炙冬花 9g	炙紫菀 9g
金银花 9g	木蝴蝶 6g	生甘草 3g

患儿服药 7 剂，诸症皆消。

另嘱： 侧柏叶 10g、豆腐 2 块、冰糖适量，蒸食，每日 1 次，连续 7 天，以巩固疗效。

此方中有一特殊用药，名矮地茶，为紫金牛科植物卷毛紫金牛的根或全草。性温、味微苦辛，无毒。入肺、肝二经。功能止咳平喘、祛风除湿、活血止痛，用于咳嗽气喘、咯血吐衄、寒凝腹痛、跌打肿痛、风湿诸证。吾每治咳喘，不论小儿与成年人，皆多用之，疗效确切。

此例的辨治要点是：

（1）时令：秋季，小儿易感秋燥之邪，初秋多为温燥，深秋多为凉燥。秋燥犯肺则易咽痒、干咳、少痰、气喘。

（2）主从：干咳是主，气喘是从。

（3）标本：秋燥伤肺是本，肤干咽痒伤津是标。

病案 4 廖某，男，14 岁。1995 年小寒后就诊。

4 岁时，于冬季外感风寒而发咳喘，十年来每于冬季反复发作。多方求治，仅可缓解于一时。现见面色萎黄，身形消瘦，精神不振，咳喘连连，气不上续，咳声闷浊，喘声如锯木。舌绛，苔白，脉浮稍数。此乃风寒之邪束肺也，进而久咳致虚，虚延久咳。法当先予疏散风寒、宣肺化痰，然后补肾纳气、止咳平喘。以杏苏散为基本方治之，方如下。

西党参 10g	生北芪 5g	紫丹参 5g
紫苏叶 10g	南杏仁 10g	苦桔梗 10g
炒前胡 9g	炒枳壳 9g	云茯苓 9g
法半夏 9g	广陈皮 9g	生甘草 5g
生姜 3 片	大枣 7 个（引）	

上方服 7 剂，咳嗽减轻，气喘如故。前方去紫苏叶、苦桔梗，加矮地茶 10g、炙冬花 7g、炙紫菀 7g。

复诊：上方 7 剂后，咳喘悉平。继进 14 剂。另嘱：新鲜紫河车 1 具（挑破紫筋、挤尽瘀血、洗净、切片）、白果 3 个、五味子 3g、百部根 10g、黑豆 30g，炖食，每月 1 次，连服 3 月。

嗣后，追访至 2000 年，未复发。

此例的辨治要点是：

（1）时令：冬季，小儿易感风寒之邪，风寒袭肺则易咳，风寒束肺则易喘。本病乃因久咳伤肺，久咳致虚，虚延久咳，久咳伤肺，致反复发作。

（2）虚实：面色、身形、咳声皆呈金、水两虚之象。

（3）标本：风寒束肺是标，肾不纳气是本。

病案 5　苏某，女，13 岁。1987 年春就诊。

自 5 岁起咳嗽气喘，8 年来反复发作，无有休时，多方医治，时愈时发。现见面色苍白，心悸自汗，精神萎靡，软弱乏力，咳喘不已，气息微弱，少气懒言，思睡少纳。舌暗淡，苔白滑，脉细无力。询其今年正月初潮，白带淡而多，无异味。此乃禀赋不足、脾肾两虚之喘也，法当健脾化痰、温肾纳气，以金匮肾气丸为基本方治之，方如下：

（1）口服方

生晒参 12g	生北芪 12g	紫丹参 5g
熟地黄 10g	云茯苓 10g	炒泽泻 10g
熟附片 5g	上肉桂 5g	怀山药 10g
牡丹皮 9g	山萸肉 9g	海蛤粉 9g
紫河车 9g	炙冬花 9g	炙紫菀 9g
鸡内金 5g	生甘草 5g	7 剂

（2）坐浴方（自拟"孙氏清带汤"）

蛇床子 15g	百部根 12g	白花蛇舌草 15g
白鲜皮 10g	地肤子 10g	蒲公英 10g
煅龙骨 15g	煅牡蛎 15g	金银花 10g
川萆薢 10g	生薏米 10g	芡实仁 10g
生甘草 5g		

7 剂，早、晚各坐浴 1 次，每次 5～10 分钟。

上方服、用各 7 剂后，咳喘明显缓解，白带明显减少，精神转佳，食欲增进。效不更方，继进 28 剂。

另嘱：新鲜紫河车 1 具（挑破紫筋、挤尽瘀血、洗净、切片）、白果 3 个、五味子 3g、百部根 10g、黑豆 30g，炖食。每月 1 次，连服 3 月。

嗣后，追访 10 年，未复发。

此例的辨治要点是：

（1）神：少神脱形，必虚无疑。

（2）虚实：咳喘是实象，白带是虚象。

（3）标本：咳喘反复发作是标，脾肾两虚是本。

综合以上三个要点，所以用"健脾化痰、温肾纳气"为治则治法，用金匮肾气丸内服，用自拟"孙氏清带汤"外治，再辅以补肾纳气食疗方治之，获效。

病案6 唐某，男，6岁。2012年5月16日就诊。

三岁时患哮喘，久治无效，某西医院以激素、抗生素、氨茶碱等维持至今。于傍晚散步时偶遇，其母求治于余。现见面黄唇干，口干引饮，微咳微喘，痰少且稠，神疲气弱。舌暗红，苔白，少津，脉细数。询其低热、盗汗、烦躁、易怒。此乃气阴两虚所致之咳喘也。法当先予益气养阴、化痰平喘。以人参五味子汤为基本方治之，方如下：

西洋参 9g	生北芪 5g	紫丹参 3g
五味子 2g	麦门冬 10g	炒白术 6g
制鳖甲 10g	银柴胡 9g	地骨皮 9g
浮小麦 10g	炙冬花 6g	炙紫菀 6g
法半夏 5g	化橘红 5g	全瓜蒌 5g
矮地茶 10g	生甘草 3g	生姜 3 片

大枣 1 个（引）

上方服 3 剂，咳喘渐平；7 剂后，咳喘悉平，西药停服。

另嘱：新鲜紫河车1具（挑破紫筋、挤尽瘀血、洗净、切片）、白果 3 个、五味子 3g、百部根 10g、黑豆 30g，炖食。每月 1 次，连服 3 个月。

此例的辨治要点是：

（1）虚实：脉象、舌象、症状均呈气阴两虚之象。

（2）标本：咳喘是标，气阴两虚是本。

病案7 曹某，女，5岁。2000年端午节就诊。

1岁时患哮喘，曾以输液、敷贴、埋线等法治疗，但累愈累发。现见气弱声低，倦怠少言，微有咳喘，痰液稀少，纳少便溏，尿多尿清。舌淡红，苔白，多涎，脉细缓。此乃脾肺两虚所致之咳喘也。法当先予健脾益气、清肺平喘。以六君子汤为基本方治之，方如下：

太子参 9g	生北芪 3g	紫丹参 2g
云茯苓 9g	炒白术 6g	法半夏 6g
广陈皮 6g	炙紫菀 6g	炙冬花 9g
矮地茶 9g	生甘草 3g	7剂

上方7剂后，咳喘平，食欲增。前方再进14剂。

另嘱：新鲜紫河车1具（挑破紫筋、挤尽瘀血、洗净、切片）、白果3个、五味子3g、百部根10g、黑豆30g，炖食。每月1次，连服3个月。

此例的辨治要点是：

（1）实：脉象、舌象、症状均呈脾肺两虚之象。

（2）标本：咳喘是标，脾肺两虚是本。

另：

下述3方，为我临证治疗小儿咳喘常用之方，后两方为食疗方，具体运用之法及适应证，可参见病案所载。

（1）孙氏地茶止咳饮

南沙参 9g	生北芪 3g	紫丹参 3g
矮地茶 9g	冬桑叶 9g	南杏仁 9g
麦门冬 9g	炙冬花 9g	炙紫菀 9g
金银花 9g	木蝴蝶 6g	生甘草 3g

（2）孙氏止咳平喘简易食疗方

侧柏叶10g、豆腐2块、冰糖适量，蒸食，每日1次。

（3）孙氏久咳久喘食疗方

新鲜紫河车1具（挑破紫筋、挤尽瘀血、洗净、切片）、白果3个、五味子 3g、百部根 10g、黑豆 30g，炖食。每月 1 次，连服 3 月。

二、中风病

1. 中风病主要病机及证治

中风病的病因比较复杂，多为内伤积损导致。有学者研究认为：凡饮食不节，情志过极，劳逸过度，以及气候变化等，均可导致气虚血滞，瘀阻脑络，筋脉失养。气虚血瘀是中风病最常见的病机，治疗以益气活血、化瘀通络为主。

有学者认为，中风病主要病因是血瘀证，并对最常用的黄芪、丹参、银杏叶、灯盏花、葛根、刺五加、三七、大黄等活血化瘀中药药理机制进行了研究。另有学者研究发现，治疗中风后抑郁应用频次居前 5 位中药为：活血化瘀药、补益药、理气药、安神药、解表药，其他如化痰药、平肝息风药、止咳平喘药、开窍药、清热药、利水渗湿药也都有应用。也有人认为痰瘀交结属中风病常见证型，"毒损脑络"病机理论是缺血性中风的核心病机。

2. 中风病理论创新及主方

在中风病诊治方面，孙光荣教授倡导"中和"学术思想，针对中风病，孙光荣教授认为辨证论治需要重点关注气、血、肝、脑 4 个方面。中风多因肝阳上亢、上冲于脑，络脉闭阻。治疗当益气、活血、平肝潜阳、化瘀通络。另外，孙光荣教授认为治疗中风病还应重视"风、火、痰、瘀"，治疗当祛风、降火、益气化痰、活血通络。对于缺血中风引起言语謇塞、肢体偏瘫者，常用"孙氏化痰通络汤"治疗，更以虫类药物地龙、水蛭、全蝎、蜈蚣、蝉蜕、僵蚕疏风通络，并配伍肉桂矫味，若上肢活动不利，则以桑枝配伍矫味，则肉桂不必再用。可以浮萍载药上行，达于颠顶。

3. 医案举例

张某，男，67岁。中风失语1月。现左侧肢体活动不利，易怒，记忆减退，反应迟钝，舌暗红苔黄，脉弦滑。有高血压病史5年，血压一直控制在160/95mmHg左右。头颅CT提示脑梗死。

【中医诊断】缺血中风。

【中医辨证】肝阳上亢，痰瘀阻络，痰蒙心窍。

【病机分析】肝肾为乙癸之脏，位居下焦，藏龙雷相火。水不涵木，最易肝风内动、肝阳上亢，若夹痰夹瘀，上冲于脑，发为中风。中于经络，则见肢体偏枯。中于脏腑，痰瘀蒙蔽心窍，则言语不利、记忆减退、反应迟钝。脉弦滑、舌暗红苔黄乃痰瘀之象也。

【治则治法】平肝潜阳，化痰通络。

【中医处方】石决明15g，川杜仲12g，川牛膝12g；法半夏10g，广陈皮10g，紫丹参10g；老钩藤12g，净水蛭5g，上肉桂1g；蝉蜕衣5g，炙远志10g，石菖蒲10g；净全蝎6g，白僵蚕6g，生甘草5g。

7剂，水煎服，日1剂，早、晚服。

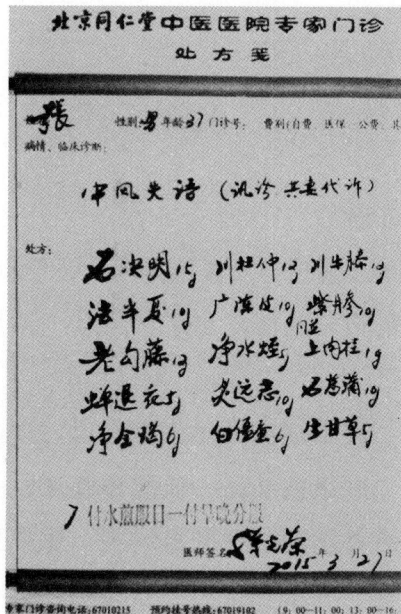

【方药解析】方中石决明、川杜仲、川牛膝最能平肝潜阳、引火下行，共为君药；法半夏、广陈皮、紫丹参活血化痰，共为臣药；老钩藤、净水蛭活血通络，共为佐药；上肉桂纠虫药之腥味；炙远志、石菖蒲开窍益智，共为使药，生甘草调和诸药。

【推新师意】本病的病因病机乃肝阳上亢、痰瘀阻络、痰蒙心窍，加上中风后情志所伤，郁而化火，炼液为痰，痰瘀阻络，气血失和。患者出现中风后失语、反应迟钝症状，治疗需益气养血、化痰开窍。因导致中风后遗症的原因，乃先天气血不足，后天脾肾失养，中风后痰浊壅塞。孙光荣教授在处方之中，君、臣、佐、使的排列布阵完整有序，紫丹参、老钩藤、净水蛭、净全蝎、蝉蜕衣、白僵蚕，化瘀、疏风通络，甘草调和诸药。肉桂 1g，乃孙光荣教授用以纠正虫类药物的腥味，使得汤剂的整体口感比较好，同时减少汤药可能导致的胃肠道不良反应。这种君臣佐使分明，补引纠和俱全，用药轻、巧的处方模式，是孙光荣教授"中和处方"的一大特色。

孙光荣教授嘱咐在中风急性期，可另以安宫牛黄丸 7 粒，每剂配半粒，每次 1/4 粒同服。

三、眩晕症

1. 眩晕症病机及证治

眩晕症历代医籍记载颇多。《黄帝内经》对其涉及脏腑、病性归属方面均有记述，如《素问·至真要大论》认为："诸风掉眩，皆属于肝。"指出眩晕与肝关系密切。

有学者研究认为，眩晕症的常见病因有风、火、虚、痰、瘀，基本证型包括肝阳上亢证、肝风内动证、痰湿壅盛证、阴虚阳亢证、阴阳两虚证等，使用的中药有补虚药、平肝息风药、化痰药、活血化瘀药、清热凉血药、清热泻火药、利水渗湿药、安神药、疏肝理气药、祛风湿药等；常用的方剂有半夏白术天麻汤、李东垣"益气聪明汤"等，但症状改善不明显。

2. 理论创新及主方

孙光荣教授认为，眩晕病证主要由肝风内动引起，自拟"孙氏定眩汤"（药物组成：石决明、川杜仲、川牛膝、明天麻、制首乌、甘白菊、珍珠母、老钩藤、桑寄生等）。方中以三联药组"石决明、川杜仲、川牛膝"为君，石决明平肝潜阳，川杜仲补肝肾，川牛膝助杜仲滋补肝肾，又引血下行，助石决明平肝潜阳。"制首乌、明天麻、甘白菊"，补肝肾，潜肝阳、息肝风。"老钩藤、珍珠母、桑寄生"补肾平肝。三组药相合，共奏滋补肝肾、息风潜阳之功。火邪多与心火、肝火相关，上冲头目，则以蔓荆子清利头目。孙光荣教授还常常根据患者的脉证，辅助健脾益气、调理脾胃的药组治疗。

3. 医案举例

陈某，男，56岁。阵发性晕厥，偶有心悸、易怒、头痛，鼻塞不通，睡眠欠安，饮食可，二便正常。舌红苔薄黄，脉弦涩。有脑血管瘤、腔隙性脑梗死病史，无肢体偏瘫、言语不利后遗症。血压正常。

【中医诊断】眩晕。

【中医辨证】气虚血瘀，肝风内动，痰瘀阻络，心神失养。

【病机分析】人过半百，阴气减半，阳气大减，乙癸之脏本虚。遇忧郁恼怒，肝阳上亢，发动龙雷相火，遂为中风。虽未出现偏瘫语謇之症，然真气已损，气虚血瘀，热毒内聚，结聚不散，脑络失养，则为头晕。心主神明，心气不足，心脉失养，则为心悸、失眠。脉弦涩，舌红苔薄黄乃气虚血瘀、热毒内结之象也。

【治则治法】益气活血，平肝潜阳，清热解毒，软坚散结。

【中医处方】西洋参12g，生北芪12g，紫丹参10g；制首乌15g，明天麻10g，紫浮萍10g；山慈菇12g，天葵子12g，珍珠母15g；白花蛇舌草15g，半枝莲15g，猫爪草10g；净水蛭6g，上肉桂1g，辛夷花

6g；云茯神 12g，酸枣仁 12g，生甘草 5g。

7 剂，水煎服，日 1 剂，早、晚分服。

【方药解析】方中西洋参、生北芪、紫丹参益气活血，制首乌、明天麻补肾祛风、平肝潜阳，以治头晕。本方奇妙之处乃是山慈菇、天葵子、珍珠母、白花蛇舌草、半枝莲、猫爪草软坚散结、清热解毒，净水蛭活血通络，上肉桂纠正虫药之腥味，辛夷花芳香通窍以治疗鼻塞，云茯神、酸枣仁养心安神，治疗心悸失眠，生甘草调和诸药。

【推新师意】孙光荣教授在这个处方中，至少包含了以下 7 个药对："西洋参，生黄芪""制首乌，明天麻""山慈菇，猫爪草""天葵子，珍珠母""半枝莲，白花蛇舌草""净水蛭，上肉桂""云茯神，酸枣仁"。云茯神、酸枣仁乃敛心安神，治心神不宁、心火上炎导致的心悸易怒症状，生甘草调和诸药。而紫浮萍、辛夷花作为引经药，载药上行，达于脑部。若有痰浊者，可加生北楂、生薏米、法半夏、广陈皮化痰降浊；有气阴不足，目睛干涩者，加甘白菊、粉葛根、北枸杞益气、养阴、生津、清肝明目。

四、胸痹心痛病

1. 胸痹心痛病主要病机及证治

中医古籍中的胸痹，相对于现代疾病范围比较广泛，涉及胸腔内的血管、神经、胸椎关节、心包、双肺、胸膜等。有学者研究发现，中医古籍中的心痛包括胃脘痛等，胸痹心痛病包括真心痛、厥心痛、心痹等，心痹包括各类风湿性心脏病。

当代国医大师印会河教授认为，胸痹指"胸痹而痛"的疾患，与《金匮要略·五脏风寒积聚病脉证并治》中的"肝着，其人常欲蹈其胸上，先未苦时，但欲饮热，旋覆花汤主之"属于名异实同，其对胸痹的治疗以旋覆花汤为主，配以瓜蒌薤白半夏汤、茯苓杏仁甘草汤等理气开胸祛痹，或加丹参、丝瓜络、川芎、橘络活血通络。王行宽教授认为，胸痹心痛病机为肝心失调，包括肝木失疏，兼有肝阳亢盛、肝肾亏虚及肝胃不和、心络瘀阻、心神失宁、心气营亏乏、心气阴两虚，兼痰瘀互结等。邓铁涛教授认为冠心病的病机关键为"正虚为本，邪实为标""五脏相通，心脾相关""痰瘀相关，以痰为主"。

有学者认为，胸痹心痛的中医病因病机包括"正虚为本，邪实为标""郁""五脏相关"等。有学者研究，中医古籍中有关胸痹心痛的病因病机可以概括为"不荣而痛"及"不通而痛"。多因气阴两虚，久病入络，导致心络不畅或不通。

2. 胸痹心痛病理论创新及主方

孙光荣教授认为，胸痹心痛病与心、肝二脏关系最为密切，心为君主之官，主血脉而通神明，肝为将军之官，最易化火动风，导致真心痛。当代人痰瘀体质者，开始为"气虚、阳虚、痰凝、血瘀"，随着病程发展，出现"瘀热毒结"，久之则容易并发心脏疾病，出现心络闭阻。治疗当益气活血、振奋心阳、开郁清热、化痰解毒、软坚散结。故其治疗方法，首当益气养血，以西洋参、黄芪、丹参配伍，共为君药；次则平肝潜阳、养心安神，以石决明、杜仲、老钩藤及麦门冬、五味子、珍珠母配伍，共为臣药；继则化痰通络，以法半夏、全瓜蒌、川郁金及桂枝、菝葜根、路路通配伍，共为佐药，生甘草为使，调和诸药。诸药共奏养心通络之功。孙光荣教授临床常用自拟方"孙氏胸痹汤"益气活血、滋养心阴。

3. 医案举例

梁某，女，50 岁。间断性胸闷、心悸，下肢无水肿，寐少，乏力，懒言，尿黄，口干。舌暗红，苔少，脉沉细，三五不调。既往患消渴病史 10 余年，风湿性心脏病、二尖瓣术后 3 个月。

【中医诊断】胸痹，心痹。

【中医辨证】气虚血瘀，痰浊阻滞，心神失养。

【病机分析】患者年已半百，患消渴之病，耗气伤阴，致气阴不足、气虚血瘀，气虚则乏力、懒言、脉沉细，阴虚则生内热，虚火上扰则心悸、寐少。消渴日久则脾肾之气不足，津液不布，而见口干。痰浊内生，胸阳不振，心神失养，故见胸闷、心悸、失眠诸症。

【治则治法】益气活血，化痰降浊，养心安神。

【中医处方】西洋参 10g，生北芪 10g，紫丹参 10g；生蒲黄 12g，全瓜蒌 10g，薤白头 10g；云茯神 12g，炒枣仁 10g，龙眼肉 10g；麦门冬 15g，五味子 3g，连翘壳 6g，炙甘草 5g。

7 剂，水煎服，日 1 剂，早、晚分服。

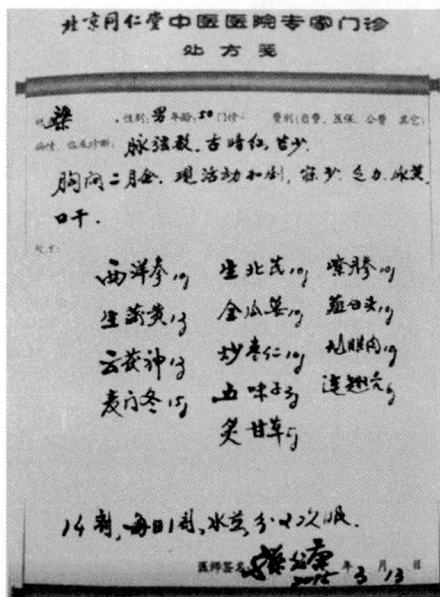

【方药解析】在此方中，以西洋参、生北芪、紫丹参益气活血为君药组，全瓜蒌、薤白头、生蒲黄化痰通络，共为臣药组；云茯神、炒枣仁、龙眼肉养心安神，共为佐药组；麦门冬、五味子、连翘壳清心养阴为使药组；炙甘草调和诸药。

【推新师意】孙光荣教授认为，"中和"用药离不开调气血。气者，阳也；血者，阴也，调气血的实质，就是平衡阴阳，实现气血阴阳的

"中和"状态。气为血之帅，血为气之母；气行则血行，气滞则血瘀。气血同源而互生。由于气血在人体内的重要性，在治疗方面要特别重视调气血。

孙光荣教授善用人参、黄芪补气，丹参活血化瘀。如在胸痹心痛病方面，心主血脉、主神明，故治心之法，当益心气、养心血。孙光荣教授善用人参、麦门冬、五味子益气养心，桂枝振奋心阳，当归、丹参活血化瘀。若胸痹日久不愈，络脉郁结，则辅以清心开郁、化痰散结之法，辅以活血通络作用较强的三棱、莪术、三七等中药，以及虫类药物如地龙、水蛭、全蝎。

"中和"用药离不开升降出入。其中又包括二方面的意义，一是脏腑生理功能的升降出入，二是中药本身的升降浮沉、通利汗泻等药性。五脏六腑之升降出入，无器不有。人体上下表里之间通过上下出入的形式相互联系，相互制约，维持着人体整体的动态平衡，所以在中药用药方面，要注重脏腑功能的升降出入平衡，维持人体"中和"平衡状态。

以上医案体现了孙光荣教授倡导的"气阴不足、痰瘀阻滞、心神失养"病机理论和"重形神、调气血、平升降、衡出入"的治疗思想。在药物配伍方面，连翘还常被孙光荣教授用来制约心火。若有气滞痰阻，症见胸闷、腹胀、口苦、眩晕者，则加柴胡、半夏、陈皮、白蔻仁、郁金、瓜蒌行气化痰，调理气机升降；茯神、炒枣仁、蒲公英清心安神；大腹皮、枳壳行气除胀；甘草调和诸药。

五、不寐病

1. 不寐病主要病机及证治

不寐病乃阴阳不和、肝郁、心神失养所致。治疗不寐病有学者主张以调整心、脾、肝、肾各脏腑之阴阳、养心宁神、疏肝为主要法则。也有学者认为，不寐病乃内伤所致，其主要病因是情志不遂，临床以虚证为主，老年患者尤甚。且"肝为起病之源，心为病传之所"，心、肝、脾、胃四脏与不寐病密切相关。治则应以调和肝脾、安养心神为根本。也有学者认为可采取温潜浮阳、导龙入海的治疗方法。

2. 理论创新及主方

孙光荣教授认为，不寐病多因心脾两虚，久则气虚血瘀，或肝郁气滞，气滞血瘀，故当益气活血，或行气活血。而脾为生痰之源，肺为储痰之器，津液代谢失常，火炼成痰，凡顽疾怪症，多因痰作祟，在顽固性失眠病人当中尤其明显，治疗当清热化痰。若阴虚火旺，心神不宁，焦虑烦躁，治疗当清心安神。孙光荣教授根据张仲景《金匮要略》之"甘麦大枣汤"加减化裁，自拟用于治疗失眠和焦虑的"孙氏安神定志汤"，其方组成：西党参、生北芪、紫丹参、法半夏、广陈皮、川郁金、云茯神、炒枣仁、灯心草、淡竹叶、连翘、夜交藤、浮小麦、大红枣、生甘草等。早、晚分服。方中西党参、生北芪、紫丹参益气活血为君药组，半夏、陈皮、川郁金化痰为臣药组，云茯神、炒枣仁、灯心草、淡竹叶清心安神为佐药组，连翘、夜交藤、浮小麦、大红枣、生甘草养心柔肝为使药组，共奏"益气、活血、化痰、清心、安神"之功，可用于治疗失眠症、更年期综合征、焦虑症、抑郁症、心悸症等。凡失眠又分为心脾两虚及阴虚火旺，无火者加龙眼肉15g，有火者加灵磁石15g；易惊怵者加生龙齿10g；抑郁症或记忆衰退者加石菖蒲10g、制远志10g；月经延期或停经者加益母草、制香附各12g；狂躁症加合欢皮10g、灵磁石5g、石决明20g；更年期综合征加银柴胡12g、地骨皮10g、制鳖甲15g；盗汗甚剧者加浮小麦15g、麻黄根10g；网瘾症者加炙远志10g、石菖蒲10g、合欢皮10g、灵磁石5g。

在临床实践中针对不寐病的治疗，要重视以下三点：一要重视"上下不宁"学说，二要重视"升降之法"，三则重视"心神"。心主神明，不寐之病，虽关乎脑，实则在心。故治疗不寐病当从"心主神明"论治。在辨证论治时"重形神、调气血、平升降、衡出入"。心为君主之官，主血脉而安五脏，故神不寐者，乃五脏不和也，当和五脏气血。脏腑不和的根本原因是"上下不宁"，即"母子"不和，乃指五脏六腑之间的生克乘侮关系。根据《黄帝内经》六气致病理论，通过调理所在脏腑的母脏或子脏的方法，可以实现脏腑的调和，达到"上下"安宁的治疗效果，临证处方时应重视脏腑的补泻方法。如《难经·六十六难》说："虚则补其母，实则泻其子。"《难经·七十七难》说："见肝之病，则知肝传之于脾，故先实脾气，无令得受肝之邪。"根据五脏生克关系制定基本治疗方法，如滋水涵木、金水相生、培土生金等。凡脾胃虚弱者，当健脾益气；若有阴虚内热，虚火扰心者，清心安神，务使心火下行，肾水润上，水火既济，则神明安而不寐除矣。然有顽固性失眠者，多为血瘀、痰浊胶结而成，久病入络，当活血化瘀。

3. 医案举例

孙某，男，60岁。不寐已6月，靠安眠药入睡，纳呆，尿黄。舌红，苔黄腻，脉沉滑。

【中医诊断】不寐。

【中医辨证】气虚血瘀，痰火扰神。

【病机分析】心主血脉，主神明，五脏六腑皆主于心，神静则心安，神乱则心烦。心之气血不足，不能荣养脏腑，或气虚血瘀，致心脉失养；或肝气郁滞，久则化火，炼液为痰，痰火扰心，心神不宁，而成不寐病，纳呆，中焦运化不利也；尿黄，内有热也；脉沉滑，舌红苔黄腻，气虚痰阻，湿热内蕴之象也。

【治则治法】益气活血，化痰清热，宁心安神。

【中医处方】西洋参5g，生北芪5g，紫丹参10g；云茯神12g，炒枣仁10g，灯心草5g；法半夏10g，广陈皮10g，淡竹叶6g；连翘壳6g，夜交藤10g，生甘草5g。

7剂，水煎服，日1剂，早、晚分服。

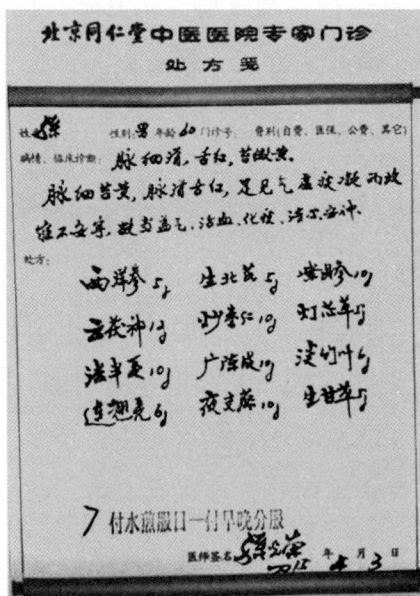

【方药解析】西洋参、生北芪、紫丹参益气活血为君药组；云茯神、炒枣仁、灯心草清心安神为臣药组；法半夏、广陈皮化痰，淡竹叶清心火，共为佐药组；连翘壳、夜交藤补肾通络、清心安神，为使药组；生甘草调和诸药。

【推新师意】孙光荣教授认为，五脏六腑皆主于心，神静则心安，神乱则心烦。云茯神、炒枣仁配伍，最能宁心安神。茯神生大松下，得松之精气，乃本草上品，久服延年益寿。《神农本草经》云："主胸胁逆气，忧恚惊邪恐悸，心下结痛，寒热烦满，咳逆，口焦舌干，利小便。"酸枣仁是安神圣药，《神农本草经》云："主烦心不得眠。"茯神抱松根，阳中寓阴，酸枣仁生树梢，阴中寓阳，茯神与酸枣仁配伍，阴阳和合，乃安神鸳鸯。焦虑、抑郁、失眠、健忘等属心气之乱也，则宜选龙眼肉、灵磁石、生龙齿、灯心草相配。凡以上诸症属心脾两虚者，加龙眼肉；虚火上扰者，加灯心草；肝火上炎者，加灵磁石；心惊怵惕、多梦者，加生龙齿。又心为君主之官，凡心悸、胸闷，皆心阳之气不足，宜助心阳之气，以桂枝配伍。

78

此外，孙光荣教授认为不寐病与心肝二脏关系密切，乃气血失和所致。由于"心主血脉""心主神明""肝藏血""肝主疏泄"。心之气血不足，不能荣养脏腑，或肝失疏泄，均可导致心脉失养、肝气郁滞，久则化火，而成不寐病，其治疗上以益气养血、宁心安神、疏肝开郁，使气机条达通畅，气血调和。基础方以"孙氏养心开郁汤"（方药组成：太子参 10g、生黄芪 15g、丹参 10g、茯神 15g、酸枣仁 15g、珍珠母 15g、远志 10g、菖蒲 10g、郁金 10g、生甘草 6g）加减。若失眠因胃脘不和、心火上扰者，予石斛、麦冬、神曲养阴和胃，车前子引火下行。养阴和胃法治疗失眠的常用药对有"太子参，黄芪""茯神，酸枣仁""石斛，麦门冬"，另予灯心草辅助茯神、酸枣仁清心安神，神曲辅助石斛、麦门冬养阴和胃。

六、脾胃病

1. 脾胃病主要病机及证治

脾胃病是一种常见病、多发病，临床主要表现为胃脘痛、恶心、呕吐、腹胀、泄泻等。有学者研究文献提出，脾胃病主要涉及三个脏器，即脾、胃、肝，其多因肝胃失和，阻滞气机，气机升降失常，肝气失于疏泄，肝郁气结，或寒湿内停，或寒热错杂，或饮食不节，起居不时，五脏阴血受损，或脾气亏虚，无力运化，或工作压力大，生活节奏快，过食生冷，又加劳倦，脾气损伤，或辛辣油腻之食损伤胃阴，导致脾气虚而胃阴伤，成脾胃虚弱之态。其治疗，性平甘淡是脾胃病用药的基本特性；健脾益气、滋阴和胃是治疗的根本；清热理气、调神解郁是取效的关键。

2. 理论创新及主方

孙光荣教授注重"脾胃为后天之本"理论。在运用中药治疗多种疾病的过程中，注重固护胃气。固护胃气常用中药药对有乌贼骨、砂仁和胃止痛；葛根、白芷养阴和胃；广橘络、荜澄茄和胃止痛；瓦楞子、降真香和胃降逆等。孙光荣教授认为"内伤脾胃，百病由生"。根据《金匮要略》等中医经典，自拟用于调理脾胃的"孙氏益气温中汤""孙氏建中和胃汤""孙氏清热利肠汤"等。孙光荣教授的脏腑辨证理论中，胃脘痛与脾胃、肝关系最为密切。脾胃乃后天之本，气血生化之源，五行属土，而肝火旺盛，常常克伐脾土，故治疗胃脘痛，需要在调理脾胃的基础上清泻肝火。临床上脾胃病患者常伴有便秘，孙光荣教授常采用补气活血、滋阴润肠的方法，其最常用的中药药对是麻仁、龙葵。根据需要也可增加郁李仁、玄参、天门冬、麦门冬等中药。

3. 医案举例

某女，42 岁，河北保定人。3 个月以来，食少，胃痛，呃逆，腹胀，便秘，心烦，寐差，多梦，兼有咳嗽，郁闷不舒，入睡每夜不足 4 小时即醒。舌淡苔少，脉虚细。电子胃镜提示：胃溃疡，幽门螺旋杆菌阳性。

【中医诊断】胃脘痛。

【中医辨证】气虚血瘀，肝胃不和。

【病机分析】脾胃者，土也；肝者，木也。五行之中，木克土，为承也。肾为先天之本，脾胃之气，乃人体后天之本。"内伤脾胃，百病由生"。气者，阳也；血者，阴也；气行则血行，气滞则血瘀。脾主升清，胃主降浊，脾升胃降，则清气上升，浊气下降，反常则为腹胀、便秘。心火下降，肾水上升，水火既济。反常则失眠、心烦；肝气升于左，肺气降于右，反常则为咳喘、郁症。纵观此证，非气虚血瘀、肝胃不和、正虚邪实乎？脉虚细、舌淡、苔少，是其证也。

【治则治法】益气养血，行气疏肝，和胃止痛。

【中医处方】生晒参 10g，生北芪 10g，紫丹参 10g；乌贼骨 12g，西砂仁 4g，瓦楞子 10g；大腹皮 10g，炒枳壳 10g，延胡索 10g；蒲公英 15g，鸡内金 6g，田三七 6g。

7 剂，水煎服，日 1 剂，早、晚分服。

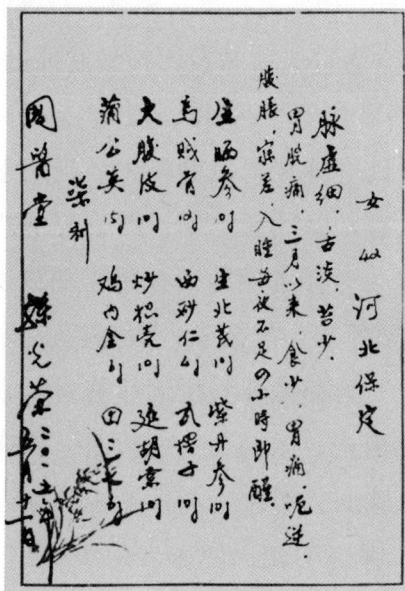

【方药解析】生晒参、生北芪、紫丹参益气活血为君药组；乌贼骨、西砂仁、瓦楞子抑酸和胃，行胃中之积滞为臣药组；延胡索、大腹皮、炒枳壳行气止痛为佐药组；鸡内金消滞和胃，蒲公英清胃热、养胃阴，田三七散血定痛共为使药。孙光荣教授治疗胃病，调理气血津液，常用的中药药对有人参、紫丹参益气养血；人参、生北芪益气调气；麦门冬、五味子益气养阴；大腹皮、川厚朴行气除胀；延胡索、田三七行气止痛；麦门冬、天门冬益气养阴。孙光荣教授善用乌贼骨、西砂仁、鸡内金调理脾胃，以蒲公英、石斛清胃热、养胃阴。

【推新师意】孙光荣教授治疗脾胃病注重脾胃为后天之本的学术思想，注重脏腑调和，尤其是注重肝和胃的调和。若因肝郁气滞导致脾胃不和，则以柴胡、郁金疏肝开郁以调理脾胃。若气血阴阳不足，则以益气养阴、和血、温阳的治疗方法。孙光荣教授善于在乌贼骨、西砂仁的药对基础上，根据患者的病机、症状进行加减用药；善于以中药联合使用产生的功效区分君、臣、佐、使，运用中药的阴阳配合及七情（单行、相须、相使、相畏、相恶、相反、相杀）提高临床疗效，减轻毒副作用。这个病案中蕴含着孙光荣教授治疗胃脘痛的常用药对"生晒参，生北芪""乌贼骨，西砂仁""大腹皮，枳壳"，而瓦楞子多在有泛酸的症状时使用，鸡内金则健脾和胃以助药力，延胡索行气止痛，田三七活血散瘀不伤正，且有补益气血之功，蒲公英清热泻火而滋阴，且有匡扶津液之功。孙光荣教授常用的治疗胃脘痛的三联药组为乌贼骨＋西砂仁＋（鸡内金、川厚朴、延胡索、煅瓦楞、炒六曲、荜澄茄）。其中"乌贼骨，西砂仁"为孙光荣教授治疗脾胃病常用药对。脾虚不运者，孙光荣教授加鸡内金，以助药力；腹胀、腹痛者，孙光荣教授加大腹皮、川厚朴行气除胀；胃脘疼痛不适者，加延胡索行气止痛；泛酸者加煅瓦楞制酸；脾虚不化，便秘者加火麻仁、嫩龙葵清热通便；便稀溏者加炒六曲芳香化浊，醒脾。此外，孙光荣教授还常用山栀、金银花作为药对配伍，善清胃火虚热。而对于胃溃疡癌前病变者，孙光荣教授则常以"山慈菇、猫爪草、蔓荆子、菝葜根"清热解毒、软坚散结，并通过饮食调摄，实现未病先防、以病防变、愈后防复得目的。孙光荣教授言瓦楞子既走气分，也入血分；既软坚消癥，又化瘀散结，煅制后尚有抑酸止痛的作用。用于胃脘瘀血疼痛。

七、心悸病

1. 主要病机及证治

有学者认为心悸的基本病机特点为本虚标实、虚实夹杂。心悸分虚实，虚证为气阴亏虚，心阳不振；实证多见瘀血阻滞等。心悸病病位在心，其与脾、肝、肾脏关系密切。心悸的主要证型包括心之气血阴阳不足，以及心肾阳虚、心肾阴虚、阴虚火旺等。其治疗之法，包括益气养阴、养血安神、滋阴降火、振奋心阳、化痰通络等。

2. 孙光荣教授治疗心悸病理论创新及主方

孙光荣教授认为，治疗心悸病首先应当"养心"。人生于天地之间，与天地之气息息相通，故人之生老病死，莫不与天地之气有关，心静则神宁。医者治疗心悸病，当审辨爕和、调和阴阳，"阴不足则济之以水母，阳不足则注之以火精"。同时，心之母为肝，心之子为脾胃，故治疗心悸病离不开疏肝和胃。心火易上炎，需以肾水滋养，实现水火既济。孙光荣教授自拟"孙氏养心汤"，以之加减治疗心悸病，方药组成包括太子参、黄芪、丹参、麦门冬、五味子等。根据心悸的伴随症状，加减用药。

3. 医案举例

莫某，男，45岁。心悸（室早），失眠，神疲乏力，饮食正常，二便调。舌淡苔白，脉弦细。

【中医诊断】心悸。

【中医辨证】心气虚。

【病机分析】心主血脉，主神明，五脏六腑皆主于心，气血足则心安，气血虚则心悸。心之气血不足，不能荣养脏腑，或气虚血瘀，致心脉失养，心神不宁，则心悸失眠。脉弦细，舌淡苔白，气虚之象也。

【治则治法】益气养心。

【中医处方】西洋参10g，生北芪12g，紫丹参10g；麦门冬15g，五味子3g，灵磁石10g；云茯神12g，炒枣仁10g，龙眼肉10g；川桂枝3g，灯心草3g，连翘壳6g；炙甘草5g。

7剂，水煎服。

【方药解析】在此方中，孙光荣教授以西洋参、生北芪、紫丹参益气活血为君药组；以麦门冬、五味子、灵磁石养阴清心为臣药组；以云茯神、炒枣仁、龙眼肉养心安神为佐药组；以川桂枝振奋心阳，连翘壳制约桂枝之温燥药性，灯心草清心火为使药组；炙甘草调和诸药。

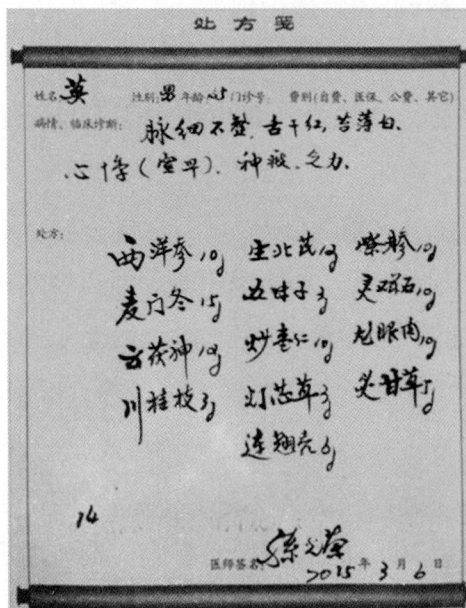

【推新师意】心悸病与心肾关系密切，小肠为心之表，分清泌浊而成尿液，故量汗出之多少，辨小便之赤白，可断心气之虚实寒热。且心火降而肾水升，离坎交济，阴阳平秘。孙光荣教授在治疗心悸方面，注重脏腑功能的升降平衡。常用药对为"麦门冬，五味子""云茯神，酸枣仁""川桂枝，连翘壳"。根据患者的兼证，灵活加减。如失眠则选用茯神、酸枣仁、连翘壳、莲子心、灵磁石、灯心草清心安神；如多梦者，加生龙齿；肝火上炎者，加生磁石；眩晕则加天麻、何首乌安神补脑；健忘则加远志、石菖蒲开窍益智。心主血脉、主神明，故治心之法，当益心气、养心血。

孙光荣教授善用人参、麦门冬、五味子益气养心，桂枝振奋心阳，当归、丹参活血化瘀。若心悸日久不愈，络脉郁结，则辅以清心开郁、化痰散结之法，辅以活血通络作用较强的三棱、莪术、三七等中药，以及虫类药物如地龙、水蛭、全蝎。同时注重脏腑气机升降以及中药本身的升降浮沉、通利汗泻等药性。若有痰、湿、热、瘀、毒等，则随兼证加减。总的治疗原则"扶正祛邪"，以"中和"学术思想为指导，审辨燮和，通过阴阳、五脏、气血津液的补益调和，达到阴阳平衡、心神安宁的治疗效果。同时，心为君主之官，在心悸用药方面遵循5个原则——"清、平、轻、巧、灵"，讲究中和用药，反对用药剂量过大，伐戮正气。

八、抑郁症

1. 主要病机及证治

抑郁症是以显著而持久的抑郁情感或心境改变为主要特征，是与应激密切相关的一类精神病。抑郁症属于中医"郁证"范畴，主要由情志不舒、气机不畅而引起的情绪抑郁、思绪不宁等。现代医学研究表明，抑郁症可能与营养神经、脑内单胺类神经递质的含量、抗氧化、抗神经损失等有关。现代文献数据库中收录治疗抑郁症的方剂以疏肝解郁、活血补血、健脾化痰、疏肝理气、清热泻火、健脾益气、开窍醒神、滋阴补肾、安神定志等功效为主，多以"理气开郁，调畅气机，移情易性"为治疗原则。中医药治疗抑郁症具有疗效稳定、不良反应小、作用持久、复发率低、身心整体调治等特点，适合长期服用。

2. 孙光荣教授治疗抑郁症理论创新及主方

孙光荣教授认为，抑郁症与心、肝、脾、胃关系最为密切，注重清心安神定志。抑郁症的主要病因是心神失养。根据子母补泻，心属火，肝属木，木生火，肝为心之母，肝气条达，疏泄功能正常，推动血液在脉内运行，则心有所主。脾胃为心之子，心属火，脾胃属土，火生土，脾主运化、胃主受纳，脾胃运化正常，化生水谷精微，濡养心脉，则心有所养。孙光荣教授自拟"孙氏舒心汤"治疗抑郁症。方药组成包括太子参、黄芪、丹参、茯神、酸枣仁、柴胡、郁金、菖蒲、远志等。根据抑郁症的伴随症状，加减用药，如失眠，则选用珍珠母、莲子心、灵磁石、灯心草清心安神；眩晕，则加天麻、何首乌安神补脑等。孙教授用药上常用茯神、酸枣仁养心安神，灯心草泻心火，磁石收敛心气，车前子引心火下行从小便而出，合欢皮、夜交藤养心安神，桂枝振奋阳气，柴胡、香附、郁金疏肝解郁。

3. 医案举例

于某，女，56岁。心烦，郁闷不舒1年，查无器质性病变。现焦虑不安，神疲乏力，寐差，胃脘胀，口干。舌淡有裂纹，苔微黄，脉细无力。

【中医诊断】郁证。

【中医辨证】气血两虚，痰浊阻滞，心神不宁。

【病机分析】"心者，五脏六腑之主也"。心主血脉，心藏神，心主神明。气血足则心安，气血虚则郁滞。心之气血不足，不能荣养脏腑，或气虚血瘀，致心脉失养，心神不宁，则发为郁证。气阴不足，则口干。虚火上扰，神无所主，则焦虑不安。虚可致瘀，虚可致郁，瘀可致郁，郁可致瘀，虚、瘀、郁之间相互影响和转化，互为因果。且气血亏虚，脾胃运化无力，故神疲乏力，胃脘胀，脉细无力，舌淡有裂纹，苔微黄，气阴虚兼有热之象也。

【治则治法】益气养血，清热化痰，养心安神，开窍解郁。

【中医处方】西洋参10g，生北芪10g，紫丹参10g；法半夏10g，广陈皮10g，全瓜蒌10g；云茯神12g，炒枣仁10g，合欢皮10g；浮小麦15g，大红枣10g，全当归12g；川郁金10g，灯心草3g，生甘草5g。

7剂，水煎服，日1剂，早、晚分服。

【方药解析】此方以西洋参、生北芪、紫丹参益气养血为君药组；法半夏、广陈皮、全瓜蒌清热化痰为臣药组；云茯神、炒枣仁、合欢皮养心安神共为臣药组；灯心草清心安神，川郁金开窍解郁为佐药组；浮小麦、大红枣、当归调理气血为使药组；甘草调和诸药。全方体现了孙光荣教授对于抑郁症重形神、调气血、化痰降浊的治疗思想。

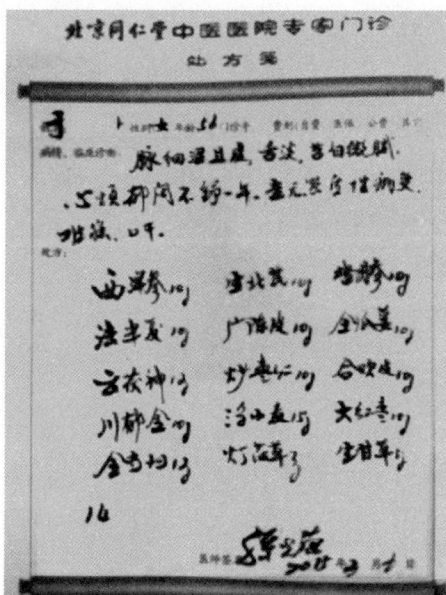

【推新师意】孙光荣教授认为抑郁症与心肝二脏关心密切，乃气血失和所致。由于"心主血""心主神明""肝藏血""肝主疏泄"，心之气血不足，不能荣养脏腑，或肝失疏泄，可导致心脉失养、肝气郁滞，久则化火，而成"郁病"。其治疗上以益气养血、宁心安神、疏肝开郁，使气机条达通畅，气血调和。除运用孙光荣教授自拟的"孙氏舒心汤"外，也可以"孙氏养心开郁汤"加减治疗（养心开郁汤方中太子参、生黄芪、丹参益气活血；茯神、酸枣仁、珍珠母清心安神；远志、菖蒲、郁金开郁散结；生甘草调和诸药，共奏养心开郁之功）。同时，辅助心理疏导治疗，提高临床治疗效果。此方以西洋参、生北芪、紫丹参为君药，益气养阴而活血，盖人过半百，则阴气减半，阳气大减，而血脉郁滞，故以西洋参养阴，生北芪养阳。当年孙光荣教授父亲为丹溪之滋阴派，李聪甫老前辈为东垣之补阳派，故以养阴之太子参、西洋参承丹溪之灵脉，而以黄芪显东垣派补中益气之法，丹参乃晚清百家之所长也。又以川郁金、炙远志、石菖蒲开郁结；云茯神、炒枣仁、合欢皮、龙眼肉、制首乌敛心安神；而治心烦寐差；其所用大腹皮、制川朴，行气除胀，乃因胃脘胀，随证加减之药也。以上配方之妙，严谨而活泼，跃然于字里行间。远志，乃远志科根或全草，能交通心肾。孙光荣教授曰：凡顽疾怪症，皆与痰有关，"虚、瘀、郁"相互影响而致病。抑郁症的主要病因是心神失养，根据子母补泻，心属火，肝属木，木生火，肝为心之母，肝气条达，疏泄功能正常，推动血液在脉内运行，则心有所主。脾胃为心之子，心属火，脾胃属土，火生土，脾主运化、胃主受纳，脾胃运化正常，化生水谷精微，濡养心脉。

九、肿瘤病

1. 肿瘤病主要病机及证治

肿瘤的病因病机主要是阴阳失衡、气血不调、五脏之气紊乱，致使外来邪气伺机而入，破坏了五脏正常的生理功能，损耗人体精、气、血、津液等物质基础，引起气滞、血瘀、痰凝、湿停、毒聚等病理变化，导致气血虚衰、气滞血瘀、痰凝湿聚、热毒内蕴、经络瘀阻。

不同的肿瘤其辨病又各自具有特殊之处，如脑瘤的本虚以肝肾亏虚、气血两亏多见，标实以痰浊、瘀血、风毒多见；肺癌之本虚以阴虚、气阴两虚多见，标实以气阻、瘀血、痰浊多见；大肠癌的本虚以脾肾双亏、肝肾阴虚为多见，标实以湿热、瘀毒多见；肾癌及膀胱癌的本虚以脾肾两虚、肝肾阴虚多见，标实以湿热蕴结、瘀血内阻多见。

自 1971 年 Folkman 首次提出肿瘤的生长和转移具有血管依赖性之后，肿瘤血管生长的调节机制和抗血管生成在肿瘤治疗中的意义得到广泛关注。中医学对肿瘤血管生成可用"络道亢变"理论解释，清热解毒中药能够抗病原微生物、抗内毒素、抗炎、提高机体免疫能力，在预防和治疗恶性肿瘤过程中起着不可替代的作用。现代药理研究表明，清热解毒中药可以通过直接抑制肿瘤细胞增殖、诱导细胞凋亡、调节和增强机体的免疫能力、诱导细胞的分化与逆转、抗突变等作用达到抗肿瘤的目的。

2. 孙光荣教授治疗肿瘤病理论创新及主方

在肿瘤方面，孙光荣教授归纳了中医古籍关于肿瘤的病因，总结了12个字：遗传、意郁、气滞、血瘀、痰凝、毒聚。孙光荣教授认为，任何癌症都是以"正虚邪实"为经，以病因、病机、病位为纬。"正虚"，乃气虚、血虚、气血两虚；"邪实"，属意郁、气滞、血瘀、痰凝、毒聚。提出癌症辨证应以各种辨证纲领为主轴（阴阳表里寒热虚实辨证、寒热虚实生死逆顺辨证），并自拟治疗肿瘤系列方：基本方由生晒参、生北芪、紫丹参、天葵子、白花蛇舌草、半枝莲、珍珠母、制鳖甲、山慈菇等组成，在此基础上根据不同的肿瘤特点自拟针对性明确的处方。如治疗脑瘤的"孙氏正天抑瘤汤"；治疗肺癌的"孙氏清肺抑癌汤"；治胃癌的"孙氏和中抑癌汤"；治疗肠癌的"孙氏利肠抑癌汤"；治疗肝癌的"孙氏护肝抑癌汤"；治疗肾癌的"孙氏保肾抑癌汤"；治疗乳腺癌的"孙氏护乳抑癌汤"；治疗宫颈癌的"孙氏养阴抑癌汤"；治疗卵巢癌的"孙氏护巢抑癌汤"等。

3. 医案举例

刘某，男，53岁。肺癌，伴胸腔积液。咳喘，纳可，眠差，二便正常。舌淡苔黄腻，脉弦滑。

【中医诊断】肺癌伴胸腔积液。

【中医辨证】气虚血瘀，热毒内蕴，水凌心肺。

【病机分析】患者年过半百，阴气不足，阳气大减。患肺癌之症，乃气血两虚，气血失和所致。肺为华盖，位居上焦，肺气虚则咳嗽、喘息、气短；心肺之气虚，宗气不足，则水饮内停，凌心射肺。胸之阳气日衰，痰浊、瘀血、热毒积聚，结而不散，而成胸腔积液，脉弦滑，舌淡苔黄腻。纵观此证，乃气血亏虚、痰瘀阻滞、热毒内蕴、水凌心肺之象也。

【治则治法】益气活血，清热解毒，宣肺逐饮。

89

【中医处方】西洋参10g，生北芪12g，紫丹参10g；云茯神12g，炒枣仁10g，蒲公英15g；山慈菇10g，菝葜根10g，半枝莲15g；桑白皮12g，全瓜蒌10g，矮地茶15g；生薏米15g，芡实仁15g，葶苈子10g；生甘草5g。

7剂，水煎服，日1剂，早、晚分服。

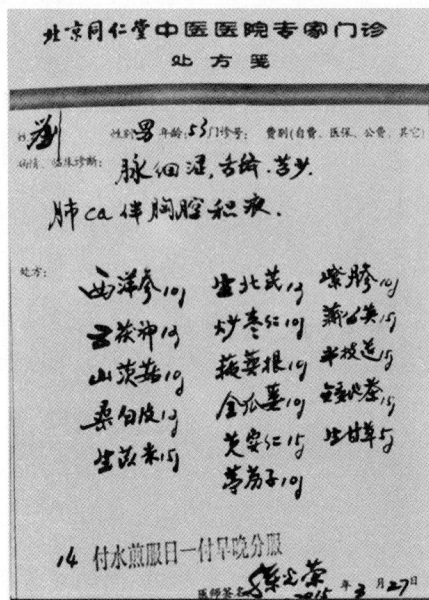

【方药解析】此方中以西洋参、生北芪、紫丹参益气养血，云茯神、炒枣仁、蒲公英清心安神，山慈菇、菝葜根、半枝莲清热解毒、软坚散结，桑白皮、全瓜蒌、矮地茶宣肺化痰、止咳平喘，生薏米、芡实仁、葶苈子泻肺逐饮，生甘草调和诸药。

【推新师意】在肺癌的治疗中，孙光荣教授认为肺癌的特点是病情进展迅速，具有本虚标实的特点，本虚为气血虚，标实为痰、热、毒、水，临床可见消瘦、咳嗽、咳痰、胸闷、气短等症状，根据肺癌的临床特点，宜采用益气养血、清心安神、清热解毒、软坚散结、宣肺化痰、止咳平喘、泻肺逐饮等治疗方法。孙光荣教授治疗肿瘤经验丰富，其中蕴含着丰富的辨证思想，采用"抓主症（证）"方法，使用针对性的药物，以西洋参、生黄芪、丹参益气养血，以茯神、酸枣仁、灯心草清心安神，以乌贼骨、砂仁、高良姜温胃散寒，以龙葵、山慈菇、猫爪草、蒲公英清热解毒，软坚散结，以生甘草调和诸药。运用举例：如结肠癌术后，化疗后，现寐差，大便干结，易怒，反酸，口渴。除西洋参、生黄芪、丹参益气养血君药组外；云茯神、炒枣仁、生龙齿清心安神为臣药组；菝葜根、山慈菇、嫩龙葵清热解毒、软坚散结为佐药组；乌贼骨、西砂仁调和脾胃为使药组，更以麻仁、麦冬、蒲公英清热滋阴、润肠通便。体现了孙光荣教授"证-症"结合的辨证治疗思想。

附　孙光荣教授《肿瘤诊疗心得》摘录

肿瘤是一种多发、常见、易变、难治、难愈、预后不良的疑难重病，不但要尽可能治其病，更要尽可能先留其人。中医在预防、治疗肿瘤，特别是在提升病人机体抗击肿瘤的能力方面，具有一定的优势。

◎关于肿瘤的几点认识

（一）病名

1. 中医病名

中医古籍中有"瘤"和"癌"的记载，如《黄帝内经》《难经》等：筋瘤、肠瘤、昔瘤、肿疡、瘿瘤、癥瘕、积聚、恶疮、留、瘤、岩、癌。

"留"（瘤），是认为其起因是体内"气血留结"或邪气秽物在体内留而不去（《诸病源候论》），所以称之为"留"，后来加上病字偏旁就演变为现在的"瘤"字。

"岩""癌"（两字同义），岩，是因为其状有如质地坚硬、固定不移、凹凸不平的岩石，《卫济宝书》最先加上病字偏旁演变为现在的

"癌"。

嗣后，中医古籍中比较常见的、相当于现代医学癌症的病名很多，比如：乳石痈、乳岩（相当于乳腺癌）、舌菌（相当于舌癌）、癥瘕积聚（相当于卵巢癌等）、失荣（相当于恶性淋巴瘤等）、噎膈（相当于食道癌）、肠蕈（相当于卵巢囊肿等）。

由此可见，中医对癌症的命名是以"象"为据的，非常形象，也非常准确。例如，明代陈实功的《外科正宗》对乳岩的描述："初如豆大，渐若棋子，半年一年，二载三载，不疼不痒，渐渐而大，始生疼痛，痛则无解，日后肿如堆栗，或如复碗，紫色气秽，渐渐溃烂，深者如岩穴，凸者若泛莲，疼痛连心，出血则臭，其时五脏俱衰，四大不救，名曰乳岩。"

2.西医病名

肿瘤分类很多，现在已知的已经超过300种，但从宏观上区分，可以分为良性肿瘤、恶性肿瘤两大类。

（1）良性肿瘤的5大特点

生长慢：良性肿瘤是机体内某些组织的细胞出现异常增殖、呈膨胀性生长所致，但组织的分化程度好，肿瘤细胞与正常组织细胞相似，无核分裂或核分裂少，无病理核分裂现象。瘤体生长缓慢，有的伴随病人终生也无大碍。

边界清：良性肿瘤不入侵周围的正常组织，瘤体大多呈球形或结节状，周围多形成包膜，与正常组织之间的边界清楚。

可推移：良性肿瘤一般质地较软，表面光滑，触之可推移。

无脓血：良性肿瘤一般只是对局部的器官、组织产生挤压、阻塞的物理作用，不破坏器官的结构和功能，因此很少发生坏死和出血。

不转移：良性肿瘤一般不转移、不扩散。因此，只要不影响容貌、生活，一般无须治疗，即使治疗，采用手术切除的方法即可。在这方面，西医优势明显。

（2）恶性肿瘤的五大特点：恶性肿瘤具有的 5 大特点与良性肿瘤的 5 大特点恰恰相反，这也是二者的鉴别点。

生长很快：恶性肿瘤是上皮组织（鳞状上皮、腺上皮、移行上皮等）、间叶组织（包括血液、淋巴等）的细胞出现异常增生形成新生物所致，在结构和功能上与正常细胞不同，而且无序分裂、繁殖，过度增生形成肿块，增长速度超常，瘤体发展快，形体消瘦快。

边界不清：恶性肿瘤入侵周围的正常组织，瘤体大多奇形怪状，深入周围组织和器官，与正常组织之间的边界不清楚。

很难推移：恶性肿瘤一般质地较硬，表面不光滑，触之如岩石，很难推动。

杂有脓血：恶性肿瘤消耗机体营养，产生有害物质，破坏器官的结构和功能。因此多发生坏死和出血，所以凡是高龄妇女绝经后又忽然阴道出血或流脓，就应高度警惕其生殖系统发生癌症的可能。

容易转移：恶性肿瘤容易转移和广泛扩散。

西医的恶性肿瘤命名比较复杂，一般将来源于上皮的恶性肿瘤称为"癌"，如肺癌、胃癌、直肠癌等；将来源于间叶细胞的恶性肿瘤称为"瘤"，如脑胶质瘤、恶性淋巴瘤等。

（二）病因

无论是中医还是西医，目前关于肿瘤的病因病机至今都没有完全搞清楚。

1. 中医病因

中医古籍对肿瘤的病因病机做出了许多"司外揣内"的论述，《中藏经》说得比较全面，《中藏经·论痈疽疮肿第四十一》明确指出："夫痈疽疮肿之所作也，皆五脏六腑蓄毒不流则生矣，非独因荣卫壅塞而发者也。其行也有处，其主也有归。假令发于喉舌者，心之毒也；发于皮毛者，肺之毒也；发于肌肉者，脾之毒也；发于骨髓者，肾之毒也；发于下者，阴中之毒也；发于上者，阳中之毒也；发于外者，六腑之毒也；发于内者，五脏之毒也。"我认为，归纳中医古籍关于肿瘤的病因可以总结为 12 个字：遗传、意郁、气滞、血瘀、痰凝、毒聚。

2. 西医病因

西医认为恶性肿瘤的病因主要是：①情绪抑郁致癌；②生物因素致癌（包括病毒和寄生虫）；③化学因素致癌；④物理因素致癌；⑤生活因素致癌；⑥遗传因素致癌。

◎关于肿瘤的诊治心得

（一）四诊（八重）

1. 望诊

重神形、重舌象：①失神：眼光、神思、气息；②脱形：面色、消瘦、步态、汗渍；③舌象：舌体是否正、缩、灵活？舌质为何色：淡、绛、深红？是否有瘀斑？舌苔是厚、燥、腻、滑或无苔、无津？④指甲、趾甲：甲卷、瘀点；⑤皮肤：色泽、弹性、瘀斑。

2. 闻诊

重声音、重气味：①声音：声嘶、声低、声亢、暗哑、气不上续；②气味：呼出的气体或局部的臭味、鱼腥味、尸气味、熏肉味。

3. 问诊

重现状、重参数：①现状：饮食、睡眠、二便、喜恶、疼痛部位与感觉；②参数：既往史、家族史、治疗史、西医检查数据。

4. 切诊

重脉象、重反馈：①脉象：有无胃气、神、根，有无反季，有无间歇，有无屋漏、鱼翔、雀啄等；②反馈：瘤体可否推移？是否坚硬？疼痛、作胀部位是否固定？能否受压？

（二）辨证（明经晰纬）

辨证主要元素表（20 个主要元素），见下表。

辨证 20 个主要元素表

元素	认知方式	思辨重点	临床意义
时令	每次临证前查阅、记忆	有关？无关？相应？对立	辨识是否为时病，面色是否相应，预测证候逆顺，是否按时令用药
男女	望诊，区别伪装或特例	面容、身形、气质、性格、步态、声音	辨识本病证与性别是否相关？是否男病女脉、女病男脉？预测证候顺逆
长幼	望诊，闻诊，问诊	相称？不相称？发育是否正常	天癸至/绝否？早衰？因病致衰？因衰致病？是否"五迟"
干湿	望诊、问诊	原籍？长期居住地？现居住处所	本病证是否与生活环境有直接关系？干/湿是否是发病诱因
劳逸	望诊、问诊	脑力？体力？悠闲？冗繁？压力？重压	本病证是否与职业相关？是否与情志相关
鳏寡	问诊	未婚？离异？独居？冶游	因鳏寡致病？因病致鳏寡？有否隐疾？与本病证的关系
生育	问诊、切诊	原发/继发不育/不孕？流产？多子	求治/求嗣？早泄？阳痿？死精？月经？白带？第一胎/多胎？早产
新旧	问诊	新病/旧病？新伤/旧伤？病程	与本病证相关？新病引发旧病？旧病带发新病？治疗当从新病/旧病切入
裕涩	望诊、问诊	富裕？贫穷？医保？自费	既往是否过度/不及诊断，过度/不及检查，过度/不及治疗？如何纠正
旺晦	望诊、问诊	工作生活顺、逆、平？情绪良好/败坏	本病证与境遇是否有关？是否与情绪有关？治本病还是要兼调情志
神形	望诊、闻诊、切诊（胃神根）	是否形与神俱精气神是否充足	先天/后天是充足/失养？重点是在失神还是脱形？可补/可泻
盛衰	四诊主要是切诊	气血盛/衰？气滞/血瘀	气血盛衰、气滞血瘀，何者为根？何者为先？何者为因
阴阳	四诊主要是望诊	面色、脉象、舌象、声音是否一致	阳证、阴证？真阳证、真阴证？假阳证、假阴证？阳绝、阴绝
表里	四诊主要是切诊	起病时间与日程、发病诱因、病痛所在	病在体表/脏腑经络？当前主要是表证未除还是里证未显？关键在表在里
寒热	四诊主要是问诊	发寒、发热的时间、程度、部位、主诉	先寒后热、先热后寒？寒热往来？有无寒战？真假寒热？舌苔、汗、尿？
虚实	四诊主要是切诊	神、形、证、脉、舌、便六者是否一致	真假虚实？大实、大虚？应/不应补/泻，可/不可补/泻
主从	四诊主要是问诊	病史、证候、因果、主诉、前医诊治	理清本病主证、从证明确当前主证、从证

95

元素	认知方式	思辨重点	临床意义
标本	四诊 主要是问诊	祛病/留人、表象/本质、急/缓、	如何解除病人当前的最大痛苦而无损神形？在何时扶正？可否兼施
逆顺	四诊 主要是切诊	病程、证候、治疗效果反馈	是否向愈/恶化？是否失治/误治（排除医源性疾病）？是否重新诱发
生死	四诊 主要是切诊	整体、脉象、舌象、特殊指征、得食与否	生机是否存在？确定本病决断生死的重要指征

　　众所周知，辨证应以各种辨证纲领为主轴（阴阳表里寒热虚实辨证、寒热虚实生死逆顺辨证、卫气营血辨证、气血津精辨证等），四诊合参是将数据纳入辨证纲领进行临床辨证。但根据我个人的经验和体会，无论用任何辨证纲领，都必须"明经晰纬"，这样才能纲举目张，才能符合临床实际，才能真正指导临床组方用药。以癌症为例，排除遗传、外感及并发症，就癌症本身而言，无论任何癌症都是以"正虚邪实"为经，以病因、病机、病位为纬。"正虚"，虚在何经何脏何腑？"邪实"，属意郁，或是属气滞、属血瘀、属痰凝、属毒聚？如此辨证，就可以非常明晰、非常准确，例如：

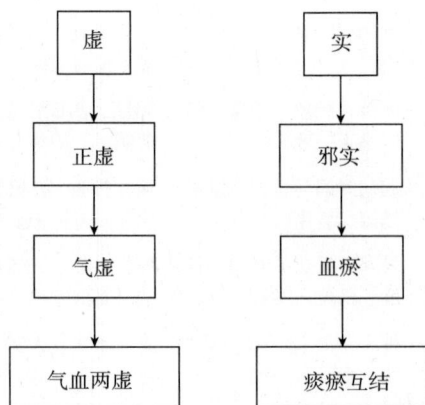

```
   虚                    实
    ↓                    ↓
   正虚                  邪实
    ↓                    ↓
   气虚                  血瘀
    ↓                    ↓
  气血两虚              痰瘀互结
```

由此可知，癌症的证候大多为：☆虚☆瘀（阻）、☆滞☆瘀（☆代表示意举例，如气虚血瘀）。

（三）治疗（基本方与针对性三联专药组）

1. 治癌基本方——孙氏扶正抑瘤汤

【君】生晒参 10g　　生北芪 15g　　紫丹参 10g——益气活血

【臣】天葵子 15g　　白花蛇舌草 15g　半枝莲 15g——清热解毒

【佐】珍珠母 12g　　制鳖甲 12g　　山慈菇 12g——软坚散结

【使】☆☆☆☆☆ g　　☆☆☆☆☆ g　　☆☆☆☆☆ g——补引纠和

（☆代表示意举例，随病用药）

2. 治脑瘤基本方——孙氏正天抑瘤汤

【君】生晒参 10g　　生北芪 15g　　紫丹参 10g——益气活血

【臣】天葵子 15g　　白花蛇舌草 15g　半枝莲 15g

　　　制首乌 12g　　明天麻 10g　　生薏米 15g——清热解毒

【佐】珍珠母 12g　　制鳖甲 12g　　山慈菇 12g——软坚散结

【使】紫浮萍 10g　　蔓荆子 10g　　生甘草 5g——补引纠和

附：针对症状的"三联专药组"：

血压升高——石决明、川杜仲、川牛膝；

视物不明——夏枯草、木贼草、青葙子；

半身不遂——老钩藤、净全蝎、酥地龙；

头痛呕吐——制南星、姜半夏、广陈皮。

3. 治肺癌基本方——孙氏清肺抑癌汤

【君】生晒参 10g　　生北芪 15g　　紫丹参 10g——益气活血

【臣】天葵子 15g　　白花蛇舌草 15g　半枝莲 15g

　　　炙紫菀 10g　　炙冬花 10g　　生薏米 15g——清热解毒

【佐】珍珠母 12g　　制鳖甲 12g　　山慈菇 12g——软坚散结

【使】桑白皮 10g　　蔓荆子 10g　　生甘草 5g——补引纠和

附：针对症状的"三联专药组"：

五心烦热——银柴胡、地骨皮、制鳖甲；

痰中带血——仙鹤草、宣百合、白及粉（有冠心病史者禁用）；

久咳不止——矮地茶、麦门冬、川贝母（咯痰不爽不用）；

胸腔积液——全瓜蒌、葶苈子、生薏米。

4. 治胃癌基本方——孙氏和中抑癌汤

【君】太子参 15g　　生北芪 15g　　紫丹参 10g——益气活血

【臣】乌贼骨 12g　　西砂仁 4g　　广橘络 6g ——健胃和中

【佐】白花蛇舌草 12g　半枝莲 12g　猫爪草 12g——清热抑癌

【使】延胡索 10g　　川郁金 10g　　鸡内金 5g ——补引纠和

附：针对症状的"三联专药组"：

吞咽困难——真沉香、木蝴蝶、漂射干；

不思饮食——谷麦芽、路路通、大红枣（有糖尿病史者慎用）；

噎膈难受——鹅管石、刀豆壳、降真香；

痞格闷胀——隔山消、制川朴、大腹皮。

5. 治肠癌基本方：孙氏利肠抑癌汤

【君】太子参 15g　　生北芪 15g　　紫丹参 10g——益气活血

【臣】嫩龙葵 15g　　猫爪草 15g　　山慈菇 15g——清热攻毒

【佐】生牡蛎 15g　　菝葜根 15g　　珍珠母 15g——软坚散结

【使】火麻仁 10g　　生薏米 10g　　生甘草 5g ——补引纠和

附：针对症状的"三联专药组"：

腹泻不止——炒六曲、炒山楂、车前子；

不思饮食——谷麦芽、鸡内金、炒扁豆；

舌苔黄腻——佩兰叶、法半夏、广陈皮；

腹痛腹胀——炒枳壳、大腹皮、延胡素。

6. 治肝癌基本方：孙氏护肝抑癌汤

【君】西洋参 12g　　生北芪 12g　　紫丹参 10g——益气活血

【臣】北柴胡 12g　　川郁金 12g　　佛手片 10g——疏肝解郁

【佐】制鳖甲 15g　　　菝葜根 15g　　　山慈菇 15g

白花蛇舌草 15g　　　半枝莲 15g　　　鸡骨草 15g——软坚散结

【使】田基黄 12g　　　车前子 10g　　　生甘草 5g ——补引纠和

附：针对症状的"三联专药组"：

深度黄疸——草河车、绵茵陈、淡黄芩；

伴有胆疾——海金沙、金钱草、蒲公英；

疼痛剧烈——鸡屎藤、延胡索、制乳没；

癌块不散——净水蛭、地鳖虫、上肉桂。

7. 治肾癌基本方：孙氏保肾抑癌汤

【君】西洋参 12g　　　生北芪 12g　　　紫丹参 10g——益气活血

【臣】川杜仲 12g　　　刀豆子 12g　　　金毛狗脊 12g——保肾壮髓

【佐】菝葜根 15g　　　猫爪草 15g　　　山慈菇 15g——软坚散结

【使】赤小豆 12g　　　车前子 10g　　　生甘草 5g ——补引纠和

附：针对症状的"三联专药组"：

咳喘不已——五味子、炙冬花、炙紫菀；

小便余沥——菟丝子、金钱草、蒲公英；

腰痛剧烈——鸡屎藤、延胡索、制乳没；

癌块不散——净水蛭、地鳖虫、上肉桂。

8. 治乳腺癌基本方：孙氏护乳抑癌汤

【君】生晒参 12g　　　生北芪 12g　　　紫丹参 10g——益气活血

【臣】山慈菇 12g　　　猫爪草 12g　　　菝葜根 12g——软坚散结

【佐】川郁金 10g　　　白花蛇舌草 15g　　半枝莲 15g——解郁清热

【使】丝瓜络 6g　　　路路通 10g　　　生甘草 5g ——补引纠和

附：针对症状的"三联专药组"：

癌块坚硬——制鳖甲、京三棱、蓬莪术；

疼痛剧烈——鸡屎藤、延胡索、制乳没；

月经淋漓——生地炭、地榆炭、当归身；

术后盗汗——龙眼肉、浮小麦、大红枣。

9. 治宫颈癌基本方：孙氏养阴抑癌汤

【君】西洋参 12g　　　生北芪 12g　　　紫丹参 10g——益气活血

【臣】山慈菇 15g　　　猫爪草 15g　　　制鳖甲 15g——软坚散结

【佐】芡实仁 10g　　　白花蛇舌草 15g　半枝莲 15g——清热利湿

【使】川萆薢 10g　　　路路通 10g　　　生甘草 5g——补引纠和

附：针对症状的"三联专药组"：

阴道渗血——小蓟草、鱼腥草、白茅根；

白带绵绵——煅龙骨、煅牡蛎、生薏米；

白带腥臭——紫苏叶、蒲公英、鱼腥草；

腰膝冷痛——川杜仲、刀豆子、熟附片。

10. 治卵巢癌基本方：孙氏护巢抑癌汤

【君】西洋参 12g　　　生北芪 12g　　　紫丹参 10g——益气活血

【臣】山慈菇 10g　　　京三棱 10g　　　制鳖甲 15g——软坚散结

【佐】土茯苓 20g　　　白花蛇舌草 15g　半枝莲 15g——清热败毒

【使】夏枯草 10g　　　干漏芦 10g　　　生甘草 5g——补引纠和

附：针对症状的"三联专药组"：

阴道渗血——小蓟草、鱼腥草、白茅根；

白带绵绵——煅龙骨、煅牡蛎、生薏米；

白带腥臭——紫苏叶、蒲公英、鱼腥草；

少腹胀痛——花槟榔、大腹皮、制香附。

十、月经病

1. 月经病主要病机及证治

月经病是妇科常见病，影响着妇女身心健康和生活质量。其病因多为饮食失节、七情所伤、六淫外侵、起居失宜、心火妄动、脾胃虚损、冲任不守。或为医药误谬，损伤营气所致；或禀赋衰弱，不耐寒暑劳役所致。有学者认为脑－肾－冲任－胞宫轴的功能失调，是月经不调主要的病机特点。有学者提出，月经病中的痛经病位在胞宫、冲任，瘀血阻滞胞宫、冲任为其主要病机，治应以调理胞宫、冲任为主。

现代医学研究表明，月经不调、子宫发育不良及输卵管不通等是导致不孕的主要原因。现代医学认为，排卵性功能失调性子宫出血、子宫肥大症、子宫肌瘤、盆腔炎、子宫内膜异位症，以及宫内节育器等是引起月经过多的主要原因。

治疗上，需要顺应月经周期中阴阳气血的变化规律。月经来潮前期，宜予疏导；经期宜引血归经，调气和血；经后血海空虚，宜予调补。中医治疗月经病最常用的方法为：调理气血法、舒肝法、和脾胃法、补肾法等。脾肾亏虚是崩漏发生的重要原因，临床治疗以补肾健脾、固冲止血为主。

2. 孙光荣教授治疗月经病理论创新及主方

孙光荣教授传承金元四大家之李东垣脾胃派学术思想，在妇科疾病中重视后天之本——脾胃在妇科疾病中的基础地位。孙光荣教授认为，脉者，人之神也。心不主令，包络代之。又云火郁则发之。当调和脾胃，大益元气；补其血脉，令养其神。强调补气血、调脾胃、复津液、泻相火。常在四物汤的基础上加减用药。孙光荣教授倡导"审辨燮和"的辨证论治思想，重视阴阳对立统一、调和平衡的思想。应用脏腑、经络辨证，注重从时令、干湿、劳逸、鳏寡、生育、新旧、裕涩、旺晦、神形、盛衰、阴阳、表里、寒热、虚实、主从、标本等方面进行辨证。

在妇科月经病方面，注重补肾养血，调理冲任胞宫。针对气、血、痰、火、湿、食等病因调理。月经病患者多有白带病。针对女子白带，孙光荣教授认为女子之带，如男子之精，绵延不断，则伤精耗气。以"中和辨证－中和处方－中和用药"，注重脏腑生理功能的升降出入及中药本身的升降浮沉、通利汗泻药性，处方用药讲究 5 个原则——"清、平、轻、巧、灵"。常以益母草、当归、阿胶、生地黄、赤芍等中药养血，以延胡索、香附行气止痛。孙光荣教授调理气血常用的中药药对有人参、丹参益气养血；人参、黄芪益气调气；全当归、阿胶珠养血调经；丹参、鸡内金调经助孕；当归、益母草养血调经；益母草、香附行气调经；侧柏炭、地榆炭、生地炭凉血止血；杜仲、当归补肾调经；杜仲、萆薢补肾祛湿；刀豆子、覆盆子、紫河车、上肉桂补肾助孕等。注重道地药材、药物炮制方法的选用，其目的在于调和药性，增强中药的疗效，减轻其毒副作用。孙光荣教授认为西洋参药力不在人参之下，对于肿瘤、不孕不育、脏器囊肿、顽痰怪症，均可以西洋参为首药。若舌上有苔者，湿浊之气也，则以党参代之。遇气阴两虚不甚重者，以及妊娠者，亦可以太子参主之，益气养阴。丹参虽活血，遇崩漏、经带、胎孕等症，亦可用之，然其用量须斟酌，量少为宜。

3. 医案举例

伍某，女，36岁。闭经4个月。现无孕，多梦，乏力，面色无泽，白带较多，有腥臭味。此女子自婚嫁以来，共怀孕6次，第一胎孩子现在9岁，因避孕不当，反复妊娠，第5胎妊娠1月后行药流。本自温柔贤淑，4月前，夫妻吵架，暗生闷气，而后停经，平素素食，化验轻度甲状腺功能降低，西医妇科诊断"早期卵巢萎缩、早期更年期综合征"性欲下降，其激素水平已达更年期水平，且白带发黄，有异味，诊断为"菌群失调性阴道炎"。舌红苔少，脉缓稍无力。

【中医诊断】闭经，带下。

【中医辨证】气虚血瘀，肝肾亏虚，心神失养，湿热下注。

【病机分析】反复妊娠，行药物流产，必损伤气血，造成气血亏虚，心神失养，则出现多梦，乏力。脾肾俱亏，气血生化不足，以致闭经。面色无泽，为气阴不足之象。脉缓稍无力，舌红苔少，乃气血亏虚之象也。脾主运化水湿，肾主下焦，二者俱虚，湿热内生，下注则为带下。

【治则治法】益气养血，滋补肝肾，养心安神，清热利湿。

【中医处方】西洋参10g，生北芪10g，紫丹参10g；益母草10g，紫河车10g，制香附10g；阿胶珠10g，菟丝子6g，全当归12g；川杜仲12g，大红枣10g，麦门冬12g；云茯神15g，炒枣仁12g，生甘草5g。

7剂，水煎服，日1剂，早、晚分服。

另以孙光荣教授自拟的"孙氏清带汤"坐浴治之。药用：蛇床子15g，百部根12g，白花蛇舌草15g，白鲜皮10g，地肤子10g，蒲公英10g，煅龙骨15g，煅牡蛎15g，金银花10g，川草薢10g，生薏米10g，芡实仁10g，生甘草5g。

7剂，水煎外用，早晚各坐浴1次，每次5～10分钟。

【方药解析】西洋参、生北芪、紫丹参益气补血，为君药组；益母草、制香附、阿胶珠、全当归行气活血调经；紫河车、菟丝子、川杜仲补肾；大红枣、麦门冬养阴，补气力，治其乏力；云茯神、炒枣仁、生甘草敛心安神。其坐浴方，乃清热利湿之品也。

【推新师意】月经不调一症，新病易治，久病难调。其本属天癸，而与冲、任、督、带诸脉有关。或曰责之于胞宫、血海。然则不论经络或脏腑，总不离气血之总纲。凡气血充足，则月经如期而至，如日月之盈亏，有其规律。若因于虚、郁、瘀，致气血生化不利，则或先期而至，或后期而至，或崩漏淋漓。其治疗方法，不离气血二字。然心主血脉，脾生血而统血，肝藏血，肾主生殖。故其病虽在胞宫，实则在五脏之盈亏也。凡丹参、当归之类，虽为活血之品，亦可养血，故血瘀、血虚之证，皆宜用之。桃仁、红花、三棱、莪术之品，化瘀力强，且可破血逐瘀，凡体虚者，用之宜斟酌。水蛭、地龙诸虫类药，可搜风通络，若久病入络，可配伍用之。至于紫河车，为血肉有形之品，月经先期后期，皆可不用，若是闭经，血海枯竭，则必用之。香附、益母草、芍药，活血理气，妇科尤宜，盖闺怨者多，肝郁气滞，于三四十岁之妇女，尤其多见。然气血津液，本同根互生。故凡辨证，当视色脉而定。四诊审证、审证求因、求因明机、明机立法、立法处方、处方用药，以上六步次第谨慎，务必周全。其升、降、出、入，皆须仔细考究。因心藏神，主血脉，脾胃为水谷之海，气血生化之源，肾主生殖，故补益气血，调理脾胃，交通心肾，皆是治疗月经病大法，不可拘泥于胞宫一说。阿胶乃血肉有情之品，补血养血，于崩漏等失血性贫血，用之最宜。若气血亏虚，药之而无效者，可以仲景当归生姜羊肉汤炖服，峻补气血。女子之带，如男子之精，绵延不绝，久则必伤于肾，而见腰痛等症，可以解毒祛湿之品外洗坐浴。

解惑篇

内科杂症医案解析

一、胃脘痛

病案 1 杨某，女，73 岁。食道癌术后。内镜诊断：胃腺瘤伴癌变，胃多发息肉。现消瘦，面色无华，纳差，腹胀，舌体右斜，色淡红，苔微黄，脉滑缓。

辨证：脾胃气虚，瘀血内结。

治法：健脾和胃，活血散结。

处方：

西洋参 10g	生北芪 10g	紫丹参 7g
山慈菇 10g	猫爪草 10g	蔓荆子 10g
珍珠母 15g	鸡内金 6g	乌贼骨 10g
西砂仁 4g	云茯神 10g	炒枣仁 10g
大红枣 10g	紫花地丁 3g	

14 剂，水煎服。日 1 剂，早、晚分服。

按：孙光荣教授惯用西洋参、生北芪、紫丹参三味药作为药组。这种"三联药组"，几乎每方必用此三味药，只是剂量上有所不同。对于阴伤者，诸参之中，孙光荣教授常选西洋参或太子参（即孩子参），以其益气养阴；对于有湿邪者，则选用党参，以其性偏燥也。另，自古言君药者，多为一二味药，而孙光荣教授则以药对或"三联药组"作为君药，是孙光荣教授受其父亲孙佛生先生及师祖李聪甫教授之影响、启发，以及自己临床经验总结所得。此亦说明，凡先辈之组方思想，乃是历代医家的经验积累所致，故《礼记·曲礼下》曰："医不三世，不服其药也。"方中西洋参、生北芪、紫丹参益气养血，山慈菇、猫爪草、蔓荆子清热解毒、软坚散结，珍珠母、鸡内金、乌贼骨、西砂仁、云茯神、炒枣仁和胃安神，大红枣、紫花地丁补引纠和。

西洋参，本品为五加科植物西洋参的根。具有补气养阴，清热生津之功效。《本草从新》言其"补肺降火，生津液，除烦倦。虚而有火者相宜"。《医学衷中参西录》："能补助气分，并能补益血分。"

生黄芪，本品为豆科植物蒙古黄芪或膜荚黄芪的干燥根。具有补气固表，利尿托毒，排脓，敛疮生肌之功效。《长沙药解》："入肺胃而补气，走经络而益营，医黄汗血痹之证，疗皮水风湿之疾，历节肿痛最效，虚劳里急更良，善达皮腠，专通肌表。"

紫丹参，本品为唇形科植物丹参的干燥根及根茎。具有祛瘀止痛，活血通经，清心除烦之功效。《日华子本草》："养神定志，通利关脉。治冷热劳，骨节疼痛，四肢不遂；排脓止痛，生肌长肉；破宿血，补新生血；安生胎，落死胎；止血崩带下，调妇人经脉不匀，血邪心烦；恶疮疥癣，瘿赘肿毒，丹毒；头痛，赤眼，热温狂闷。"《本草纲目》："活血，通心包络。治疝痛。"

山慈菇，孙光荣教授言其功善于消息肉，参考国医大师颜正华著的《颜正华中药学讲稿》："山慈菇，为兰科多年生草本植物杜鹃兰或云南独蒜兰的干燥假鳞茎。前者习称毛慈菇，后者习称冰球子。夏、秋季采挖，洗净、晒干、生用。味甘、微辛，性凉，有小毒，归肝、脾经。"《本草拾遗》言："主痈肿疮瘘，瘰疬结核等，醋磨敷之。"《本草纲目》曰："主疔肿，攻毒破皮，解诸毒……蛇虫狂犬伤。"本品凉以清热解毒，辛以消肿散结。

猫爪草，为毛茛科植物小毛茛的干燥块根，因其块根肉质，数个簇生，呈纺锤形，外皮黄褐色，形似猫爪而得名。具有解毒消肿，化痰散结之功效。现代药理研究证实，本药对结核、瘰疬、淋巴瘤有效。

蔓荆子，为马鞭草科植物单叶蔓荆，或蔓荆的干燥成熟果实。味辛、苦，微寒。《神农本草经》云："主筋骨间寒热，湿痹拘挛，明目，坚齿，利九窍，去白虫。"《本草纲目》云："蔓荆气清味辛，体轻而浮，上行而散。故所主者，皆头面风虚之症。"现代药理研究证实，蔓荆子有一定的镇静、止痛、退热作用。

珍珠母，是贝类动物贝壳的珍珠层，通常在冬季潜到水底、采集后去肉、洗净。放碱水中煮过，再刮去黑皮，煅烧而成。本药有平肝潜阳，安神定惊，清肝明目的功效。《本草汇言》言其"解结毒，化恶疮，收内溃破烂"。《本草纲目》曰："镇心。点目，去肤翳障膜。"

鸡内金，为雉科动物家鸡的沙囊内壁，剥离后，洗净晒干，研末生用或炒用。孙光荣教授曰：鸡内金真是一味好药！《神农本草经》云："主泄利。"《医学衷中参西录》云："为消化瘀积之要药，更为健补脾胃之妙品，脾胃健壮，益能运化药力以消积也。"不但能消脾胃之积，无论脏腑何处有积，鸡内金皆能消之，是以男子疝癖，女子癥瘕，久久服之，皆能治愈。《千金方》言，独用本品治疗消化不良、反胃者。《万病回春》以鸡内金连肠洗净，炙为末服，其成分含有胃激素、角蛋白，易高热破坏，不宜久炒，并以生用为宜，治尿频遗尿。

乌贼骨，又名海螵蛸，为乌贼科动物无针乌贼、金乌贼的内壳。于4～8月间，将漂浮在海边或积于海滩上的乌贼骨捞起，剔除杂质，以淡水漂洗后晒干，去其腥味、研末，生用。主治吐血，呕血，崩漏，便血，衄血，创伤出血，肾虚遗精滑精，赤白带下，胃痛嘈杂，嗳气泛酸，湿疹溃疡。《神农本草经》云："主女子漏下赤白，血闭，阴蚀肿痛，寒热癥瘕，无子。"《本草纲目》云："研末敷小儿疳疮，痘疮臭烂，丈夫阴疮，汤火伤，跌伤出血。"现代药理研究证实，本药有抗溃疡、中和胃酸和抗癌作用。以乌贼骨为极细末，高压消毒备用，治疗浅度溃烂期褥疮。创面常规消毒后，将药粉满撒在创面，隔2～3天换1次。

砂仁，为姜科植物阳春砂、绿壳砂，或海南砂的干燥成熟果实。夏、秋间果实成熟时收，晒干或低温干燥，用时捣碎。现代药理研究证实，本品有抗血小板聚集、抗溃疡、镇痛作用。古方以本品单用，炒熟研末吞服治妊娠呕吐、胎动不安等症。

茯苓，《神农本草经》云："主胸胁逆气，忧恚惊邪恐悸，心下结痛，寒热烦满，咳逆，口焦舌干，利小便"。抱有细松根者为茯神。善安神，与酸枣仁配伍。

紫花地丁，为双子叶植物药堇菜科植物紫花地丁之全草。《本草纲目》称其"治一切痈疽发背，疔肿瘰疬，无名肿毒，恶疮。"本案例孙老以之治内疡也。《本草正义》言："血热壅滞，红肿焮发之外疡宜之。"

大红枣乃调和诸药也。

注：鸡内金、乌贼骨、西砂仁为治疗胃病三联药组，云茯神、酸枣仁、珍珠母为治疗失眠三联药组。胃不和则卧不安，故善治胃病者，兼安心神，其曰和胃安神。

要学习孙光荣教授"三联药组"及组方思想，首先要把每一味药之功效弄明白后，再研究"三联药组"，最后再研究整体处方。此即先拆分，再合拢。三联药组作为一个整体，但在整个处方中又是一个局部，这个需要每一位学习者好好体悟、研究，此即孙光荣教授饭桌上所言的"悟性"。何谓悟性？吾答曰：举一反三。孙光荣教授言："悟性有三，其一曰举一反三；其二曰触类旁通；其三曰见微知著。如见肝之病，知其传脾，当先实脾。"

病案 2 徐某，女，38 岁。现胃脘疼痛，腹胀纳差，口中异味，舌红，苔黄，脉细稍数。

辨证：热郁胃腑。

治则：清热和中。

处方：
太子参 12g	生北芪 10g	紫丹参 7g
乌贼骨 10g	西砂仁 4g	瓦楞子 10g
延胡索 10g	鸡内金 6g	大腹皮 10g
檀香木 10g	炒山栀 10g	金银花 12g

14 剂，水煎服，日 1 剂，早、晚分服。

按：本方以太子参、生北芪、紫丹参为君药，益气活血；乌贼骨、西砂仁、瓦楞子为臣药，行胃中之积滞；延胡索、鸡内金、大腹皮、檀香木为佐药，行气止痛；炒山栀、金银花开郁清热养阴。何以言胃热？舌红苔黄是也。

瓦楞子，为蚶科动物魁蚶、泥蚶及毛蚶的贝壳。涨潮时被冲到海滩上，退潮时拾取，洗净，入沸水煮熟去肉留壳，干燥，煅碎入药。具有消痰化瘀，软坚散结，制酸止痛之功效。本品既走气分，也入血分；既软坚消癥，又化瘀散结，煅制后尚有制酸止痛的作用。用于胃脘瘀血疼痛，功效与海蛤壳相近，后者治疗痰火郁结之胸肋疼痛。

延胡索，本品具有活血，利气，止痛之功效。《医学启源》："治脾胃气结滞不散，主虚劳冷泻，心腹痛，下气消食。"

大腹皮，为棕榈科植物槟榔的干燥果皮。具有下气宽中，行水消肿之功效。既散无形之气滞，又泻有形之水湿。《本经逢原》："槟榔性沉重，泄有形之积滞；腹皮性轻浮，散无形之滞气。"故痞满膨胀，水气浮肿，脚气壅逆者宜之。惟虚胀禁用，以其能泄真气也。"

补记：山栀、金银花为药对，善清胃火虚热。凡胃脘疼痛，多与肝郁化火，肝木克土有关，或曰肝火犯胃也。其治疗法，一曰清肝，二曰疏肝。若口苦胁胀满者，可以小柴胡汤加减治疗。

二、口腔溃疡

马某，女，33岁。口腔溃疡，反复发作，此起彼伏，口中异味。舌淡，

多黏液，脉细濡。

辨证：湿热内生。

治法：清解湿热。

处方：太子参 15g　　　　生北芪 10g　　　　紫丹参 7g

乌贼骨 10g	西砂仁 4g	鸡内金 6g
蒲公英 12g	山慈菇 10g	炒山栀 10g
法半夏 7g	广陈皮 7g	佩兰叶 6g
金银花 12g	芡实仁 15g	生甘草 5g
生地炭 10g		

14 剂，水煎服，日 1 剂，早、晚分服。

按：乌贼骨 10g、西砂仁 4g、鸡内金 6g，这一三联药组，在溃疡、癌症病案中均可选用，不仅药物品数相同，而且剂量也相同。处方中生甘草 5g，孙光荣教授曰："……以之调和诸药。"吾于饭桌中问孙光荣教授，为何未用炙甘草？孙光荣教授言："甘草经炙则调和之性丧失，但健脾补中气力量增加。"昔日吾读陈修园医书时，陈氏言生甘草过用则败脾胃之气，吾但知补中益气汤中用炙甘草，另外，生甘草还有清热解毒之妙用。

孙光荣教授言，凡用药，必以四两拨千斤，轻轻一拨，使气血归于"中和"则疾病愈，故孙光荣教授处方用药中，药量多不大，其行气药、理气药，用量更少。

凡口腔溃疡，多与胃火有关，若论病机，责之湿热，其治在中焦。方中太子参、生北芪、紫丹参益气养血，乌贼骨、西砂仁、鸡内金理气和胃，蒲公英、山慈菇、炒山栀清热解毒，法半夏、广陈皮、佩兰叶化痰除湿，金银花、芡实仁、生甘草解毒消肿，生地炭凉血止血。其因口腔溃疡者多疮疡肿痛，伴溃疡面出血肿痛也。

三、白塞病（双眼葡萄膜炎）

王某，男，34 岁。白塞氏病 3 年，现视物模糊，伴有胃脘胀，大便稀，乏力。舌淡，苔少，脉细软无力。

辨证：气虚血瘀。

治法：益气活血化瘀。

处方：

西洋参 12g	生北芪 12g	紫丹参 7g
乌贼骨 10g	西砂仁 4g	鸡内金 6g
大腹皮 10g	炒枳壳 6g	炒神曲 15g
谷精草 10g	密蒙花 10g	山慈菇 10g
阿胶珠 10g	生甘草 5g	

14 剂，水煎服，日 1 剂，早、晚分服。

按：此患者自 2009 年于北京某医院眼科就诊，因左眼前黑影，视力下降，诊为葡萄膜炎，使用地塞米松等西药治疗，病情基本控制，未再进展，但症状一直未见明显好转。孙光荣教授针对当前主症处方。其中西洋参、生北芪、紫丹参，益气活血化瘀为君药，因气虚、血瘀，世人或普遍有之，故孙光荣教授以此为君药，气血为本也。再针对个体体质，易以臣使之药。乌贼骨、西砂仁、鸡内金，治其胃脘胀也，此亦孙光荣教授常用之三联药组。大腹皮、炒枳壳、炒神曲，行胃肠积滞之气也，亦为孙光荣教授之三联药组。谷精草、密蒙花清肝明目也。

谷精草，乃谷精草科植物谷精草的干燥带花茎的头状花序。秋季采收，将花序连同花茎拔出，晒干切段。《本草求真》曰："谷精草（专入肝，兼入胃）。本谷余气而成，得天地中和之气。味辛、微苦，气温。故能入足厥阴肝及足阳明胃。按此辛能散结，温能通达。凡一切风火齿痛，喉痹血热，疮疡痛痒，肝虚目翳，涩泪雀盲，至晚不见，并痘疾伤目，痘后星障，服之立能有效。且退翳明目，功力驾于白菊。而去星明目，尤为专剂（时珍曰：谷精体轻性浮，能上行阳明分野。凡治目中诸病，加而用之，甚良。明目退翳似在菊花之上也）……更为眼家要药矣，取嫩秧花如白星者良。"

密蒙花，为马钱科植物密蒙花的干燥花蕾及其花序。《开宝本草》言："主青盲肤翳，赤涩多眵泪，消目中赤脉。"《本草经疏》言："观《本经》所主，无非肝虚有热所致，盖肝开窍于目，目得血而能视，肝血虚，则为青盲肤翳；肝热甚，则为赤肿，眵泪赤脉，及小儿豆疮余毒，疳气攻眼。此药甘以补血，寒以除热，肝血足而诸证无不愈矣。"

另，此患者有痔疮，孙光荣教授言每次排便后按摩并以凉水冲洗肛门即可，可自愈，无须服药。一周后症状消失，三个月痔疮痊愈。

白塞病者多见口腔、会阴部溃疡。方中山慈菇、阿胶珠、既可清热解毒，又可软坚散结，此处或为《本草纲目》所言山慈菇"解诸毒"之意也。现代医学研究认为，白塞氏病与免疫损伤有关，或云与细小血管炎有关。缘现代医学所言之炎症与中医之"毒"邪有关也。吾遇一妇人年五十岁，患葡萄膜炎，病重无法手术治疗，吾以此方告之，服中药半年余，病情控制未发展，又服此方三月，病情好转，可承受手术，后手术治疗。现双眼视力已接近正常矣。

四、白带增多

周某，女，69岁。两年来，白带多，伴有胃脘不适，纳少便溏，倦怠乏力。舌淡黄，苔少，脉细。

辨证：脾虚兼湿浊证。

治法：健脾益气除湿。

处方：

太子参 12g	生北芪 10g	紫丹参 7g
乌贼骨 10g	西砂仁 4g	鸡内金 6g
降真香 10g	广橘络 7g	法半夏 7g
川杜仲 12g	山慈菇 12g	川萆薢 10g
车前子 10g	蒲公英 10g	生甘草 5g

14剂，水煎服，日1剂，早、晚分服。

方中太子参、生北芪、紫丹参益气养血；乌贼骨、西砂仁、鸡内金理气和胃；降真香、广橘络、法半夏芳香行气；川杜仲、川萆薢、车前子补肾利水分清泌浊以治便溏；山慈菇、蒲公英、生甘草清热解毒而治胃脘不适兼白带多。

坐浴方：蛇床子 10g　　百部根 10g　　白花蛇舌草 10g
　　　　　白鲜皮 12g　　地肤子 12g　　山慈菇 12g
　　　　　鱼腥草 12g　　紫苏叶 10g　　蒲公英 12g
　　　　　煅龙骨 12g　　煅牡蛎 12g　　生甘草 5g

14 剂，水煎，坐浴，日 1 剂。

按：白带多伴宫颈糜烂者，加三七、薏米、芡实仁以活血利湿，收敛。

白带坐浴方共 12 味药，配伍精当。方中蛇床子、白花蛇舌草，加上煅龙骨、煅牡蛎，可谓水陆兼施，有四龙戏珠之妙。山慈菇、鱼腥草、蒲公英，皆是清热解毒之品，而鱼腥草以其味腥能入奇经八脉之冲、任、督、带四脉，善治妇科带下病。

百部，为百部科植物蔓生百部、直立百部或对叶百部等的块根。具有润肺下气止咳，杀虫之功效。用于新久咳嗽，肺痨咳嗽，百日咳；外用于头虱，体虱，蛲虫病，阴痒。蜜百部润肺止咳，用于阴虚劳嗽。《抱朴子》言其"治咳及杀虫"。临床治疗滴虫性阴道炎效佳。

紫苏叶，唇形科植物紫苏干燥叶（或带嫩枝）。具有散寒解表，行气宽中之功效。用于风寒感冒，头痛，咳嗽，胸腹胀满，胎动不安。孙光荣教授常用此治白带，现代药理研究表明，本品有抗炎、抗菌、抗病毒之作用。治寻常疣，以紫苏叶摩擦疣部，每次 10～15 分钟，敷料包扎，每日 1 次。

蛇床子，伞形科植物蛇床的干燥成熟果实。具有温肾壮阳，燥湿祛风，杀虫止痒之功效。用于阳痿，宫冷，寒湿带下，湿痹腰痛；外治外阴湿疹，妇人阴痒；滴虫性阴道炎。《神农本草经》："主妇人阴中肿痛，男子阴痿、湿痒，除痹气，利关节，癫痫恶疮。"内服可治男子阳痿、女子宫冷不孕及寒湿带下、湿痹腰痛；外治外阴湿疹，妇人阴痒，湿疹疥癣及一切皮肤风湿瘙痒之证。治疗滴虫性阴道炎，可先用

10% 蛇床子煎剂冲洗阴道，然后放入 0.5g 的蛇床子阴道用片剂 2 片。连续治疗 5 ～ 7 天为 1 疗程。

白鲜皮，为芸香科植物白鲜的根皮。《神农本草经》："主头风，黄疸，咳逆，淋沥，女子阴中肿痛，湿痹死肌，不可屈伸、起止、行步。"《药笼小品》："除风湿，通关利窍，为诸黄、风痹要药。"

地肤子，藜科植物地肤的干燥成熟果实，取全草，生用。具有清热利湿，祛风止痒之功效。《神农本草经》："主膀胱热，利小便。补中，益精气。"《别录》："去皮肤中热气，散恶疮，疝瘕，强阴，使人润泽。"《滇南本草》："利膀胱小便积热，洗皮肤之风，疗妇人诸经客热，清利胎热，湿热带下。"

龙骨，具有镇静，敛汗涩精，生肌敛疮之功效。《神农本草经》言龙骨"主咳逆，泄痢脓血，女子漏下，癥瘕坚结，小儿热气惊痫。"

牡蛎，具有重镇安神，潜阳补阴，软坚散结之功效。《珍珠囊》："软痞积，治带下，温疟，疮肿，为软坚收涩之剂。"《汤液本草》："牡蛎，入足少阴，咸为软坚之剂，以柴胡引之，故能去胁下之硬；以茶引之，能消结核；以大黄引之，能除股间肿；地黄为之使，能益精收涩、止小便，本肾经之药也。"

五、阳　痿

刘某，男，42 岁。体虚，尿黄，有便血史，阳事不举，时有滑精，面色少华。舌淡，苔少，脉虚缓。

辨证：命门火衰，气血不足。

治法：温肾壮阳。

处方：生晒参 12g　　　生北芪 12g　　　紫丹参 7g

川杜仲 12g　　　刀豆子 12g　　　菟丝子 10g

淫羊藿 10g　　　当归身 10g　　　车前子 10g

生柴胡 10g　　　　　炒神曲 15g　　　　　阿胶珠 10g

生甘草 5g

14剂，水煎服，日1剂，早、晚分服。

按：此患者来时，只言"我过来调理""我妻子叫我来的"，而对阳痿一事，羞于启齿，以其言外之意，总以脉象，则知其所病。方中菟丝子、淫羊藿，乃补肾阳之药，但不可长服，长服则阳火妄动、耗竭真阴。当归身、阿胶珠养血，因精血同源也。车前子，乃泻肾中之浊气也。以六味地黄丸为例，其泽泻即泻肾中浊热，以坚真阴也。生柴胡、炒神曲补脾胃，因脾胃为水谷之海，气血生化之源也。川杜仲、刀豆子、菟丝子、淫羊藿均为益肾之配药。尿黄，因肾中有浊，面色少华故知气血虚。治肾浊，加车前子子；补气血虚，加当归、阿胶、神曲。

川杜仲，为杜仲科植物杜仲的干燥树皮，生用或盐水炒用。本品具有补肝肾，强筋骨，安胎功效。《本草经》言："主腰脊痛，补中，益精气，坚筋骨，强志，除阴下痒痒，小便余沥。久服轻身耐老。"

刀豆子，乃豆科植物刀豆的成熟种子，一年生缠绕性草本植物，有活血、补肾、散瘀之效；干燥种子呈扁卵行或扁肾形。《本草纲目》言其"温中、下气、利肠胃、止呃逆、益肾补气"。

六、卵巢囊肿

董某，女，42岁。服前药方（处方附后）后卵巢囊肿显著缩小，现症状不显，有食道反流。舌淡，脉弦细。

辨证：气滞痰阻，热毒内聚。

治法：益气化痰，清热解毒。

处方：西洋参 10g　　　　生北芪 10g　　　　紫丹参 10g

山慈菇 12g　　　　猫爪草 12g　　　　天葵子 10g

白花蛇舌草 10g　　　半枝莲 10g　　　　制鳖甲 15g

珍珠母 10g	法半夏 10g	广陈皮 10g
制香附 10g	降真香 10g	生甘草 5g
路路通 10g		

14 剂，水煎服，日 1 剂，早、晚分服。

按：此案为妇科下焦之热毒内聚，故方中均用山慈菇、猫爪草、白花蛇舌草清热解毒。而本例所用降真香也可以治疗妇科下焦秽浊之气。制鳖甲有滋阴潜阳、软坚散结之功效，《神农本草经》："主心腹癥瘕、坚积、寒热，去痞、息肉、阴蚀、痔核、恶肉。"法半夏、广陈皮、制香附、降真香，乃治妇科气滞痰阻之药，能行气化痰。

附：摘录孙光荣教授前次处方如下：

西洋参 10g	生黄芪 10g	紫丹参 10g
天葵子 10g	珍珠母 15g	半枝莲 12g
茯神 12g	炒枣仁 12g	醋香附 10g
姜半夏 7g	广陈皮 7g	白豆蔻 10g
白花蛇舌草 12g		

14 剂，水煎服，日 1 剂，早、晚分服。

凡卵巢囊肿，多与痰、瘀、热毒有关，其治疗之法，以化痰活血、化瘀解毒为主。前后两方比较，共有天葵子、半枝莲、珍珠母、白花蛇舌草，以清热解毒、软坚散结。

七、自 汗

周某，女，42 岁。自汗，近来自感无力，五心烦热，寐差，多梦，心悸。舌淡苔少，脉虚细。

辨证：气阴两虚，虚热内生。

治法：益气养阴，清虚热，安心神。

处方：西洋参 12g	生北芪 12g	紫丹参 10g

麦门冬 12g	五味子 3g	龙眼肉 10g
银柴胡 10g	地骨皮 10g	制鳖甲 15g
云茯神 12g	炒枣仁 10g	制首乌 12g
浮小麦 15g	大红枣 10g	生甘草 5g

14 剂，水煎服，日 1 剂，早、晚分服。

按：此方乃生脉饮（人参、麦门冬、五味子）+归脾汤+清虚热方（银柴胡、地骨皮、制鳖甲、浮小麦）组合而成。由此可知，孙光荣教授治自汗之思路：益气养阴，清虚热，敛心安神。

方中西洋参、生北芪、紫丹参益气养血；麦门冬、五味子、龙眼肉宁心安神；银柴胡、地骨皮、制鳖甲、制首乌、浮小麦滋阴补肾；云茯神、炒枣仁、大红枣补益心脾；生甘草调和诸药。此方亦是《金匮要略》甘麦大枣汤加减也。

孙光荣教授曰："心悸配方，以磁石治心悸、惊恐、烦躁之重者。以灯心草或龙眼肉治上症之轻者。盖内热退而神清，此即银柴胡、地骨皮、浮小麦之妙也，或以浮萍 3g 引药达于脑部。此配方之妙，不可胜言也。昔日李聪甫教授于处方得意之处，常端详良久，面露微笑，洋洋自得，妙趣不可言也。故处方之好坏，不仅在用药后之疗效，且在于用药前配方之严谨。配方严谨，疗效肯定好。配方无绪者，希其获效，鲜闻矣。或以合欢皮调理郁证，夜交藤调理失眠。并处以六字相赠，曰：放下，放松，放开。其情志可调，郁证可治也。"

八、癫　痫

杜某，男，39 岁。癫痫，近期连续多次发作，自感背部痉挛，视为预兆，寐差，无梦，口干，心悸。舌红多津，苔少，脉细涩。

辨证：痰瘀阻滞，气阴两虚。

治法：化痰祛瘀，益气养阴，宁心安神。

118

处方：西洋参 12g　　生北芪 12g　　紫丹参 7g

　　　麦门冬 12g　　五味子 3g　　　灵磁石 7g

　　　天葵子 10g　　山慈菇 10g　　猫爪草 10g

　　　制首乌 15g　　明天麻 10g　　紫浮萍 5g

　　　云茯神 10g　　炒枣仁 10g　　生甘草 5g

　　　14 剂，水煎服，日 1 剂，早、晚分服。

按：凡癫痫之作，其多由于痰瘀阻滞，肝风内动，心神不宁，故孙光荣教授以西洋参、生北芪、紫丹参益气养血，五味子、麦门冬益气养阴，以云茯神、炒枣仁、灵磁石镇心安神，制首乌、明天麻、紫浮萍清利脑府，生甘草调和诸药，此方妙在天葵子、山慈菇、猫爪草，皆清热解毒兼软坚散结之药。

紫浮萍，又名紫背浮萍，是浮萍科草本植物紫萍的全草。有宣散风热，透疹，利尿之功效。《本草衍义补遗》："水萍，发汗尤甚麻黄。"《本草经疏》："水萍，其体轻浮，其性清燥，能祛湿热之药也。热气郁于皮肤则作痒，味辛而气清寒；故能散皮肤之湿热也。寒能除热，燥能除湿，故下水气。"

天葵子，乃毛茛科植物天葵的干燥块根。有清热解毒，消肿散结之功效。常与牡蛎、夏枯草、玄参等配伍治疗瘰疬；与蒲公英、鹿角霜等配伍治疗乳痈；与银花、连翘、地丁草等配伍治疗疮痈等症。用于肝癌、乳癌、淋巴肿瘤等疾病，常与七叶一枝花、八月礼等配合应用。《医林纂要·药性》："泻肝、胆、肾命相火之邪，解一切热毒，金石药毒……定小儿惊悸，治吐血、衄血、火疮热毒。"此外，还具有抗癌功效，可用于鼻咽癌、食管癌、乳癌等症。

九、紫　癜

陈淑琴，女，41 岁。头晕，无天旋地转感，常有皮肤磕碰后出现紫癜瘀斑，曾自行晕倒。两周之前夜间三时起夜时晕倒，并诉经常周身出现紫癜，口干。舌淡，苔黄，脉细涩。

辨证：气不摄血。

治法：补气摄血。

处方：

西洋参 10g	生北芪 10g	紫丹参 5g
制首乌 15g	明天麻 10g	蔓荆子 10g
滇紫草 10g	芡实仁 10g	生薏米 15g
漂白术 10g	大红枣 1g	龙眼肉 1g
生甘草 5g		

14 剂，水煎服，日 1 剂，早、晚分服。

按：此方以西洋参、生北芪、紫丹参共为益气活血，共为为君；制首乌、明天麻、蔓荆子补肾养脑为臣；生薏米、漂白术健脾化湿为佐；大红枣、龙眼肉补心血为使；生甘草调和诸药。滇紫草，为滇紫草的根除去外皮的木部，亦称硬紫草。具有凉血，活血，解毒透疹功效。

孙光荣教授曰：头晕者，多有湿邪阻碍脾阳，清阳不能升达于脑，故治头晕，兼除脾湿，芡实、苡米、白术可配伍用之。

十、直肠癌

病案1 王某，女，71 岁。直肠癌术后。现胃胀痛，近半月来，下午腹泻，4～6 次不等，自觉泻不尽，腰酸肢冷，手足心热。舌淡，苔微黄，脉细。

辨证：脾肾双亏，虚热内生。

治法：益气活血，养阴清热。

处方：

西洋参 10g	生北芪 10g	紫丹参 10g
山慈菇 12g	天葵子 12g	嫩龙葵 10g

半枝莲 15g　　　白花蛇舌草 15g　　炒六曲 12g

乌贼骨 10g　　　西砂仁 4g　　　　延胡索 10g

广橘络 6g　　　　大腹皮 10g　　　　大红枣 10g

14 剂，水煎服，日 1 剂，早、晚分服。

按：孙光荣教授曰：腹泻，可能是因为上次处方中龙葵配了火麻仁，二者去其一即可。龙葵，无水不行舟，可加麦门冬（滋水行舟），不够再加天门冬，天门冬养阴更厉害。

复诊　服药之后，便溏已止，但寐不宁，咽干，咽痛。舌淡苔少，脉弦小。

西洋参 10g　　　生北芪 10g　　　紫丹参 7g

山慈菇 12g　　　天葵子 12g　　　嫩龙葵 10g

半枝莲 15g　　　白花蛇舌草 15g　　西砂仁 4g

木蝴蝶 6g　　　　制川朴 6g　　　　荜澄茄 4g

乌贼骨 10g　　　炒六曲 15g　　　车前子 10g

4 剂，水煎服，日 1 剂，早、晚分服。

按：木蝴蝶，为紫葳科植物木蝴蝶的干燥成熟种子。具有清肺利咽，疏肝和胃之功效。《滇南本草》："定喘，消痰，破蛊积，除血蛊、气蛊之毒。又能补虚，宽中。"

荜澄茄，乃樟科植物山鸡椒的干燥成熟果实，具有温中散寒，行气止痛之功效。《本草撮要》："专治膀胱冷气，得白豆蔻治噎食不纳，得高良姜治寒呃，得薄荷、荆芥治鼻塞不通，得荜茇为末擦牙，治齿浮热痛，若蜈蚣咬伤，荜澄茄研末调敷。"《日华子本草》："治一切气，并肾气膀胱冷。"

复诊　直肠癌术后两个月。服前方后，大便日行 3 次，成形，夜尿多，咽喉疼痛，口干。舌淡，苔少，脉细。

处方：西洋参 10g　　　生北芪 10g　　　紫丹参 7g

山慈菇 12g　　　天葵子 12g　　　嫩龙葵 10g

半枝莲 15g	白花蛇舌草 15g	蒲公英 12g
木蝴蝶 6g	白牛膝 10g	益智仁 10g
乌贼骨 10g	炒六曲 15g	车前子 10g

14 剂，水煎服，日 1 剂，早、晚分服。

按：孙光荣教授言：益智仁＋车前子，乃药对也，补肾而利水。嫩龙葵专门治直肠癌、直肠息肉疾病。

龙葵：乃茄科植物龙葵的全草。具有清热解毒，利水消肿之功效。《滇南本草》："攻疮毒，洗疥癣痒痛，祛皮肤风。"

益智：乃姜科植物益智的干燥成熟果实，其外形似砂仁、白豆蔻，善温肾助阳而固肾气，尤长于固精缩尿。《本草求真》："功专燥脾温胃，及敛脾肾气逆，藏纳归源（气逆因寒而起，故以益智为敛），故又号为补心补命之剂。是以胃冷而见涎唾，则用此以收摄（涎唾由于胃冷，收摄亦是温胃，不当作甘补看）。脾虚而见不食（脾虚亦是脾寒，不食不可作中空宜补看），则用此温里（只是逐冷）。肾气不温而见小便不缩，则用此盐炒与乌药等份为末。酒煮山药粉为丸，盐汤下，名缩泉丸以投（以温为缩）。与夫心肾不足而见梦遗崩带，则用此以为秘精固气（以温为固，非以收涩为固也）。"

白牛膝，出自《滇南本草》。《滇南本草》："一名太极草，一名狗辱子，一名狗褥子，又名狗夺子。味苦、酸，性温。补肝，破瘀块，凉血热。治月经闭涩，腹痛，蓐劳，室女逆经，衄呕吐血，经崩，白带，尿急淋沥，寒湿气盛，筋骨疼痛。强筋舒筋，攻疮痈热毒红肿，痄腮，乳蛾，男子血淋赤白便浊，妇人赤白带下。"

牛膝，乃苋科植物牛膝的干燥根。具有补肝肾，强筋骨，逐瘀通经，引血下行之功效。《本草便读》："牛膝……惟以怀庆及川中所产者为良，亦地土之各有异宜。故功用亦有差等耳，性善下行，制炒则补益肝肾，生用则专去恶血……怀牛膝根细而长，川牛膝根粗而大，欲行瘀达下则怀胜，补益肝肾则川胜耳。"

附：孙光荣教授治肠癌基本方

［君］太子参 15g　　　生北芪 15g　　　紫丹参 10g　——益气活血

［臣］嫩龙葵 15g　　　猫爪草 15g　　　山慈菇 15g　——清热攻毒

［佐］生牡蛎 15g　　　菝葜根 15g　　　珍珠母 15g　——软坚散结

［使］火麻仁 10g　　　生薏米 10g　　　生甘草 5g　　——补引纠和

针对症状的"三联专药组"：

腹泻不止——炒六曲、炒山楂、车前子；

不思饮食——谷麦芽、鸡内金、炒扁豆；

舌苔黄腻——佩兰叶、法半夏、广陈皮；

腹痛腹胀——炒枳壳、大腹皮、延胡索。

十一、脑梗死

郭某，女，45 岁。左侧腔隙性梗死。现头痛，头晕，呕吐，寐差，多梦，面色无华，口干。舌红，苔白，脉细涩。

辨证：痰瘀内阻，气虚血瘀。

治法：益气活血，化痰祛瘀。

处方：西洋参 12g　　　生北芪 10g　　　紫丹参 10g

　　　制首乌 15g　　　明天麻 10g　　　净水蛭 5g

　　　上肉桂 1g　　　　天葵子 10g　　　猫爪草 10g

　　　山慈菇 10g　　　珍珠母 15g　　　紫浮萍 10g

　　　云茯神 12g　　　炒枣仁 12g　　　龙眼肉 10g

　　　生甘草 5g

　　　　　　　　　　14 剂，水煎服，日 1 剂，早、晚分服。

方中西洋参、生北芪、紫丹参益气活血，以治面色无华；制首乌、明天麻、净水蛭息风通络，以治头痛头晕；天葵子、猫爪草、山慈菇清热解毒、软坚散结以治中风之瘀毒蕴结，或曰中风非止于血瘀也，痰

123

毒、瘀毒结于脑络，久而发为中风也。然痰毒、瘀毒不易自发，必待风邪引动，发为中风也。

按：此方配伍之妙，乃以制首乌、明天麻，以治头风，净水蛭为引经药也。上肉桂仅1g，孙光荣教授曰："此药可调味，去水蛭之腥味也。"

天葵子、山慈菇、猫爪草，乃孙光荣教授常用之三联药组，可清热、软坚散结，孙光荣教授以此药组亦治癫痫。珍珠母、云茯神、炒枣仁、龙眼肉，敛心安神也。紫浮萍，取其"风从外散，湿从下行"之意也。此药发汗胜于麻黄，利尿胜于通草。

十二、植物神经功能紊乱

病案1 黄某，男，10岁。手足心汗。近多年来，手足心汗出如水，偶有尿黄。舌红，苔少，脉细稍数。

辨证：阴虚内热。

治法：滋阴清热敛汗。

处方：

生晒参10g	生北芪10g	紫丹参7g
灯心草3g	龙眼肉10g	全当归10g
浮小麦15g	麻黄根10g	麦门冬10g
大红枣10g	车前子7g	生甘草5g

14剂，水煎服，日1剂，早、晚分服。

外用药：

煅龙骨50g	煅牡蛎50g

5付，上药为末，沙袋装，搓手足心。

按：孙光荣教授言："手心汗者，心之汗也，汗出有粒者，乃血汗也。凡心之汗，即心之热，欲清心热，轻者灯心草可也，重者灵磁石可也。心经有热，当从小便而解，何以知心经之有热，以尿黄故也。"浮小麦、麻黄根，乃清虚热也；车前子，清心火，从小便可解也。手足心汗出如水，必伤气津，故以麦门冬、大红枣益气养津也。煅龙骨、煅牡蛎收剑固涩以止汗也。此孙光荣教授治手足心出汗之秘法也。上清心火而安心神，下滋肾水以制心火。生晒参、生北芪、紫丹参、全当归益气养血，方剂中有"当归六黄汤"（当归、黄芪、生地、熟地、黄柏、黄连）之法即滋阴清热，而用药却有别。此即孙光荣教授所言遵古方之法而不拘泥于古方之药也。

病案 2 郭某，女，77 岁。五心烦热，近感上肢畏凉，麻木，手心发热，寐差，口干，大便不成形，舌淡，苔黄稍腻，脉沉细。

辨证：心肾阴虚。

治法：滋阴降火，交通心肾。

处方：

西洋参 10g	生北芪 10g	紫丹参 7g
银柴胡 10g	地骨皮 10g	制鳖甲 12g
云茯神 12g	炒枣仁 12g	灯心草 5g
桑寄生 12g	路路通 10g	伸筋草 10g
炒神曲 15g	车前子 10g	生甘草 5g
延胡索 10g		

14 剂，水煎服，日 1 剂，早、晚分服。

方中西洋参、生北芪、紫丹参益气养血为君药；银柴胡、地骨皮、制鳖甲滋阴清热，云茯神、炒枣仁、灯心草清心安神共为臣药治疗五心烦热；桑寄生、路路通、伸筋草疏经通络为佐药治疗肢体凉麻；炒神曲、车前子配伍可治疗大便稀溏，此分清泌浊之法也；生甘草调和诸药。

按：此患者手心发热而上肢畏寒，是肾虚，水不制火所致，寐差、口干，乃阴虚有火，上扰心神，且伤津耗气使然。以银柴胡、地骨皮、制鳖甲滋阴清热，乃孙光荣教授之三联药组。参考"七、自汗"医案，亦有此三联药组，而云茯神、炒枣仁、灯心草、龙眼肉，则为另一组常用药。其加减区别在于，凡有心火者，宜选灯心草；凡有心脾两虚者，当选龙眼肉。

方中为何要选延胡索？其兼疏经通络治上肢麻木，以及通小便之功也。

延胡索为罂粟科植物延胡索的块茎。具有活血，利气，止痛之功效。《本草纲目》："活血，利气，止痛，通小便。"孙光荣教授曰："小便畅通，心热自除也。"

病案 3　赵某，女，33 岁。心悸，寐差，服前方（附后）后心悸改善，现仍寐差，不易消化，经期长（10 日），口干，多梦，舌淡紫，苔微黄，脉细。

辨证：心脾两虚。

治法：补益心脾，养血安神。

处方：

西洋参 10g	生北芪 10g	紫丹参 10g
麦门冬 10g	五味子 3g	龙眼肉 10g
云茯神 12g	炒枣仁 10g	生龙齿 15g
炙远志 6g	石菖蒲 6g	灯心草 3g
乌贼骨 10g	西砂仁 4g	鸡内金 6g
炒六曲 15g	大红枣 10g	

14 剂，水煎服，日 1 剂，早、晚分服。

按：方中西洋参、生北芪、紫丹参益气养血为君药。此方所载敛心安神之品，于孙光荣教授方中最全最多，吾以为可以分为三组记忆，麦冬、五味子、龙眼肉为第一组，以益气养阴安神为主；茯神、枣仁、生龙齿为第二组，以敛心安神为主；远志、石菖蒲、灯心草为第三组，以交通心肾，清心火而安神。如此三法，"养、敛、清"三法也，再配以孙光荣教授常用之乌贼骨、西砂仁、鸡内金，健脾、消胃中之积滞。炒六曲、大红枣，养气血而且能生气血，正可以治其心悸多梦也。

另附：孙光荣教授前方：

处方：西洋参 12g　　　　生北芪 12g　　　　紫丹参 10g

麦门冬 10g	五味子 3g	灵磁石 5g
龙眼肉 10g	云茯神 12g	炒枣仁 12g
炒六曲 15g	鸡内金 6g	炙远志 6g
石菖蒲 6g	车前子 10g	生甘草 5g

14 剂，水煎服，日 1 剂，早、晚分服。

按：植物神经功能紊乱乃小神经病变，涉及范围较广泛，可出现心悸失眠、自汗、腹胀、便秘或便溏等兼心烦气躁，凡心悸当责之于心，寐差、多梦皆心神失养所致，不易消化、腹胀责之于脾胃，月经衍期责之于气血。症状较多，则方药亦有所增加，然孙光荣教授始终在"证－症－方－药"上紧密相扣，必使一一对应，以使医者心中明了，学者亦易学易知。

十三、五 迟

任某，女，8 岁。五迟。西医诊断为脑瘫，双足痿软，不能站立，言语謇涩，牙齿稀小，消瘦。服前方后语言渐清晰，能稍直立行走，但仍齿迟，面色无华，口干。舌红，有散在斑点，苔白，脉细弱。

辨证：肾虚血瘀。

治法：补肾填精，活血祛瘀。

处方：西洋参 9g	生北芪 9g	紫丹参 7g
川杜仲 10g	川牛膝 10g	金毛狗脊 10g
伸筋草 9g	刀豆子 10g	干鹿筋 6g
阿胶珠 6g	桑寄生 8g	路路通 6g
松节 10g	大红枣 10g	生甘草 3g

21 剂，水煎服。日 1 剂，早、晚分服。

按：凡五迟者，乃言语迟、行走站立迟、牙齿发育迟、颅脑闭合迟、智力发育迟。孙光荣教授言其为肾虚所致，此女孩 8 岁，言语、站

127

立、行走，远不及同龄小儿。故孙光荣教授以西洋参、生北芪、紫丹参益气活血，此配伍之源泉。孙光荣教授言从生脉饮起，生脉饮方中用人参、麦门冬、五味子，治脉微陷不起，以此方生脉，亦"升脉"之意也。后之医家将生脉散加黄芪，则成另一名方新加生脉饮：人参、黄芪、麦门冬、五味子。

孙光荣教授将滋阴之麦门冬、五味子易以丹参，则成孙光荣教授组方之三联药组：人参、黄芪、丹参。此即孙光荣教授设计此三联药组之来源也。

方中川杜仲、川牛膝、金毛狗脊、刀豆子、干鹿筋滋补肝肾，强筋壮骨，伸筋草、桑寄生、路路通、松节疏经通络，大红枣、生甘草调和诸药。

十四、肺　癌

病案 1　郭某，男，58 岁。肺癌化疗后，面色晦暗，无光泽，咳嗽，无痰，右侧胸部不适，气短，未咯血，口干。舌淡，苔白，脉细无力。

辨证：气阴两虚。

治法：益气养阴。

处方：生晒参 12g　　　生北芪 10g　　　紫丹参 7g

山慈菇 10g　　　天葵子 10g　　　猫爪草 10g

桑白皮 10g　　　麦门冬 12g　　　矮地茶 10g

炙冬花 10g　　　炙紫菀 10g　　　冬桑叶 10g

云茯神 10g　　　炒枣仁 10g　　　生甘草 5g

14 剂，水煎服。日 1 剂，早、晚分服。

方中生晒参、生北芪、紫丹参益气养血；山慈菇、天葵子、猫爪草清热解毒、软坚散结专治肿瘤之毒聚，桑白皮、麦门冬、矮地茶、炙冬花、炙紫菀、冬桑叶化痰止咳，云茯神、炒枣仁、生甘草宁心安神。

按：此患者因肺癌化疗，致阴伤咳嗽，气血耗伤，故孙光荣教授以生晒参、生北芪、紫丹参益气养阴。至于天葵子、山慈菇、猫爪草，乃孙光荣教授抗溃疡、肺瘤之常用药对，取其清热解毒之药性。桑白皮，孙光荣教授曰"桑白皮真是一味好药"，是言其治咳嗽而不伤阴也。凡桑叶、桑葚、桑寄生、桑白皮、桑根，其一身皆是宝也。桑叶则宣肺而不伤阴，止咳而不留痰，乃肺经中最平和之药。麦冬，乃清肺热咳嗽而不伤阴也。紫菀乃菊科植物，擅长祛痰止咳，与冬花止咳有相须之妙。云茯神、炒枣仁，乃宁心安神之品，可减少咳嗽频率。

矮地茶，宋代叫紫金牛，其名来历不详，因其树叶像茶叶，经年长不高，故名矮地茶。具祛痰止咳之功效，兼轻度活血利水之功，不问寒热。但见咳嗽，便可运用，民间赤脚医尤好使用。

猫爪草，孙光荣教授言可防治肺癌转移。

病案 2 李某，男，66 岁。右肺癌，咳嗽，痰少，寐差。舌淡，有齿痕，苔黄，脉滑数。解放军某医院 X 线拍片：右肺中上显示内带密度增加，右肺中呈现片状密度增高影，余肺透光度增强，纹理清晰，右肺结构不清，右肺门略大。

辨证：痰湿阻肺。

治法：清肺化痰，软坚散结。

处方：

西洋参 12g	生北芪 10g	紫丹参 10g
漂白术 10g	麦门冬 12g	冬桑叶 10g
山慈菇 12g	猫爪草 12g	菝葜根 12g
白花蛇舌草 15g	半枝莲 15g	化橘红 6g
光杏仁 10g	全瓜蒌 10g	蒲公英 15g
宣百合 10g	生甘草 5g	

7 剂，水煎服。日一剂，早、晚分服。

按：此方治肺癌，孙光荣教授以西洋参、生北芪、紫丹参益气活血，以漂白术、麦门冬、冬桑叶清肺化痰而止咳，以山慈菇、猫爪草、莪术根、白花蛇舌草、半枝莲、蒲公英清热解毒，软坚散结为臣、佐，以化橘红、光杏仁、全瓜蒌、宣百合化痰止咳而治其标，针对症状处方也。

十五、月经病

孙光荣教授传承金元四大家之李东垣脾胃派学术思想，在妇科疾病中重视后天之本脾胃在妇科疾病中的基础地位，而在不孕症的诊治中，重视肾为先天之本的作用，运用脏腑辨证理论，通过"重形神－调气血－平升降－横出入"的治疗方法，以"中和"学术思想为指导，强调"中和辨证、中和处方、中和用药"。

金元四大家之一李东垣在《兰室秘藏·妇人门》中尤其强调补气血、调脾胃、复津液、泻相火、安心神在诊治妇科疾病中的重要性。《兰室秘藏·经漏不止有二论》升阳除湿汤条文曰："中指下得之，脾土受邪也。脾主滋荣周身者也；心主血，血主脉，二者受邪，病皆在脉。脉者，血之府也；脉者，人之神也。心不主令，包络代之，故曰心之脉主属心系。心系者，包络命门之脉也，主月事。因脾胃虚而心包乘之，故漏下月水不调也。况脾胃为血气阴阳之根蒂也。当除湿去热，益风气上升，以胜其湿。又云火郁则发之……用风胜湿，为胃下陷而气迫于下，以救其血之暴崩也，并血恶之物住后，必须黄芪、人参、炙甘草、当归之类数服以补之，于补气升阳汤中加以和血药便是也。若经血恶物下之不绝，尤宜究其根源，治其本经，只益脾胃，退心火之亢，乃治其根蒂也。"黄芪当归人参汤条文曰："拟先治其本，余证可以皆去。安心定志，镇坠其惊；调和脾胃，大益元气；补其血脉，令养其神。以大热之剂，去其冬寒凝在皮肤内；少加生地黄，去命门相火，不令四肢痿弱。"同时，李东垣重视平升降的治疗方法。柴胡调经汤文曰："夫圣人治病，必本四时升降浮沉之理，权变之宜，必先岁气，无伐天和，无胜无虚，遗人夭疾，无致邪，无失正，绝人长命。"此文中强调四季升降浮沉与人体气机升降的治疗对应。

1. 补气血

《兰室秘藏·妇人门·经漏不止有二论》曰："经水不时而下，或适来时断，暴下不止……以大补气血之药，养脾胃，微加镇坠心火之药，治其心，补阴泻阳，经自止矣。"

2. 调脾胃

《兰室秘藏·妇人门·经闭不行有三论》曰："妇人脾胃久虚，或形羸，气血俱衰而致经水断绝不行。"

3. 复津液

《兰室秘藏·妇人门·经闭不行有三论》曰："夫经者，血脉津液所化，津液既绝，为热所铄，肌肉消瘦，时见渴燥，血海枯竭，病名血枯经绝，宜泻胃之燥热，补益气血，经自行矣。"

4. 泻相火

《兰室秘藏·妇人门·经闭不行有三论》曰："或心包脉洪数，躁作，时见大便秘涩，小便虽清不利，或经水闭绝不行，此乃血海干枯，宜调血脉，除包络中火邪，而经自行矣""妇人血崩，是肾水阴虚，不能镇守包络相火，而血走而崩也。"

5. 安心神

《兰室秘藏·妇人门·经闭不行有三论》曰："或因劳心，心火上行，月事不来，安心和血泻火，而经自行矣。"

（一）月经量少

孙光荣教授曰：月事不调，30岁以下，以八珍汤加减；30岁以上，以小柴胡汤加减。月经量少，多因气血不足，而肾为先天之本，脾胃为后天之本，气血津液生化之源，故调治月经量少，多健脾补肾、益气养血，凡太子参、人参、黄芪、甘草皆能补气，而杜仲、菟丝子、熟地黄、何首乌、覆盆子均能补肾，阿胶、红枣、当归均能补血，益母草则益气活血化瘀。凡妇人，气虚、肝郁多有之，故适当予以疏肝理气之品如香附、月季花、玫瑰花均可疏肝理气，助于调理月经病。

刘某，女，29岁。人流后月经提前，月经量逐月减少，痛经，伴有腰痛，面色晦暗。舌绛，苔白，脉细稍数。

辨证：肾气虚。

治法：补益肾气，固冲调经。

处方：生晒参 15g　　　生北芪 12g　　　紫丹参 10g

　　　益母草 10g　　　制香附 10g　　　延胡索 10g

　　　阿胶珠 10g　　　紫河车 10g　　　全当归 12g

　　　川杜仲 12g　　　刀豆子 10g　　　田三七 6g

　　　生甘草 5g

14 剂，水煎服。日 1 剂，早、晚分服。

按：孙光荣教授此方以生晒参、黄北芪、紫丹参益气养血，为君药组，益母草、制香附、延胡索调经止痛，为臣药组，以阿胶珠、紫河车、全当归补血养宫，为佐药组，以川杜仲、刀豆子、田三七补肾治疗腰痛，以甘草调和诸药。

注：此患者曾怀孕 3 次，第 1 次做药流，第 2、3 次行刮宫。先月经周期 27～28 天，月经量少，腿痛，腿凉，口干渴，其根在肾虚，孙光荣教授以图例示于下：

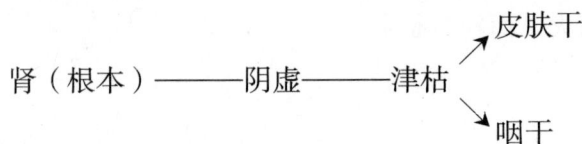

肾（根本）————阴虚————津枯
＜　皮肤干
＼　咽干

此女子问，吾朋友一姐妹，月经量多，有何偏方否？孙光荣教授处方如下：

大生地 12g　　　　　赤芍药 12g　　　　　侧柏炭 12g

14 剂，水煎服。日 1 剂，早、晚分服。

其乃凉血散瘀之法也。

（二）月经量多

孙光荣教授曰：凡百病除心肺外，责之肝、脾、肾三脏，气血为本。月经量多，有气血旺盛者，月水多而身形无异，更多的是脾虚肾虚，脾主统血、肾主封藏，精血同源。或肾阴不足，相火妄动，间亦有之，月经量多，多从健脾补肾着手。

病案 1 郭某，女，58 岁。1956 年 7 月 20 日出生，河南籍，现居新疆哈察。对青霉素过敏。眩晕，失眠，月经失调，经期可长至 10 余日，且量多，近几年失眠多梦，气短，舌淡苔少，脉细稍涩。既往有子宫肌瘤病史，瘤块直径 4cm。2007 年行子宫清宫术后，月经多，宫内膜增厚。2011 年再次行清宫术后出现头晕，CT 检查无异常。

辨证：气虚血瘀。

治法：补气摄血固冲，活血化瘀止血。

处方：
生晒参 12g	生北芪 12g	紫丹参 7g
益母草 7g	川杜仲 12g	制香附 10g
制首乌 15g	明天麻 10g	阿胶珠 10g
当归身 10g	山慈菇 10g	天葵子 10g
生地炭 10g	地榆炭 12g	生甘草 1g

7 剂，水煎服。日 1 剂，早、晚分服。

按：此方以生晒参、黄北芪、紫丹参益气活血，益母草、当归身、阿胶珠、制香附养血调经，川杜仲、制首乌、明天麻补肾益脑，天葵子、山慈菇软坚散结，生地炭、地榆炭凉血止血，生甘草调和诸药。

病案 2 赵某，女，40 岁。月经不调，月经淋漓不断，两月来月经多次长达 28 天左右。色暗有块，头痛，腰痛，口干。舌淡苔少，脉细涩。

辨证：脾肾两虚，瘀血内阻。

治法：健脾补肾，活血祛瘀。

处方：太子参 10g　　　生北芪 10g　　　紫丹参 5g

　　　益母草 7g　　　　制香附 10g　　　阿胶珠 10g

　　　川杜仲 12g　　　　刀豆子 10g　　　赤白芍 12g

　　　当归身 10g　　　　生甘草 5g　　　　蒲黄炭 12g

　　　地榆炭 12g　　　　生地炭 12g

7 剂，水煎服。日 1 剂，早、晚分服。

肝藏血，肾藏精。40 岁肝肾两虚、脾不统血。方中太子参、生北芪、紫丹参益气养血而活血。紫丹参、益母草不能不用，然不可多用。此方健脾补肾、益气生津、凉血散瘀。以阿胶珠、益母草、当归身、制香附养血调经；以赤白芍柔肝养血；川杜仲、刀豆子补肾治疗腰痛；地榆炭、生地炭、蒲黄炭三炭凉血止血；生甘草调和诸药。其头痛一症，乃瘀血作祟，活血之丹参、当归等中药使瘀血去而头痛可止也。不效者可加天麻、首乌、蔓荆子治疗。

病案 3　白某，女，47 岁。月经不调，服药方后如期而至，但洁净近十日，因推拿而复至，量多，有块，腹痛，白带较多，有腥臭味。舌稍红，苔少黄，脉弦小。

辨证：热毒蕴结，瘀血内阻。

治法：活血祛瘀，调经止痛。

处方：生晒参 12g　　　生北芪 12g　　　紫丹参 7g

　　　全当归 12g　　　　生地炭 10g　　　赤芍药 10g

　　　益母草 7g　　　　制香附 10g　　　地榆炭 10g

　　　延胡索 10g　　　　云茯神 12g　　　炒枣仁 12g

　　　生甘草 5g

7 剂，水煎服。

按：此方以生晒参、生北芪、紫丹参益气养血活血，以四物汤去川芎之全当归、生地炭、赤芍药养血活血，以益母草、制香附、地榆炭止血调经，延胡索止痛，云茯神、炒枣仁敛心安神，以生甘草调和诸药。

注：凡点穴通经，摩腹活血，推拿活血通经之功显著，月经量少者尚可，月经量大者慎之。

另附：白带外洗方（热毒盛者，白带多有腥味者，加鱼腥草）

蛇床子 12g	百部根 10g	白花蛇舌草 12g
白鲜皮 10g	地肤子 10g	川萆薢 12g
金银花 15g	生薏米 10g	芡实仁 10g
煅龙骨 15g	煅牡蛎 15g	蒲公英 15g
生甘草 5g	苏　叶 10g	鱼腥草 10g

7 剂，水煎坐浴。

病案 4　戴某，女，35 岁。月经量多，周期长，痛经，五心烦热。舌淡，苔少，脉细。

辨证：血热证。

治法：清热凉血，固冲止血。

处方：		
生晒参 12g	生北芪 12g	紫丹参 10g
益母草 10g	制香附 12g	阿胶珠 10g
生地炭 12g	赤芍药 10g	地榆炭 10g
当归身 10g	银柴胡 10g	地骨皮 10g
制鳖甲 15g	延胡索 10g	生甘草 5g

7 剂，水煎服。日 1 剂，早、晚分服。

按：孙光荣教授此方以生晒参、生北芪、紫丹参益气养血；益母草、制香附、阿胶珠调经行气，为孙光荣教授治疗月经不调之三联组合，以生地炭、赤芍药、当归身、地榆炭凉血补血；以银柴胡、地骨皮、制鳖甲滋阴清热，以治五心烦热；延胡索行气止痛；生甘草调和诸药。

孙光荣教授曰：吾之弟子，中医诊病，须注意两件事：一是四诊合参，二是辨证施治，假如形大脉小者，心气虚也，可以松针（松树叶）治之。古代治无名肿毒之药，皆治癌也。

（三）月经先期

孙光荣教授曰：月经先期，多因血热而成，与肝、脾、肾三脏关系密切，然内热之因，多有气虚、气郁、血瘀、痰浊，凡虚、郁、瘀三者相互影响，妇人三十岁之后，多肝郁气滞，脾胃失和，致清气不升，浊气不降，中焦肝胆气机不利。故治疗多以调理气血在先，凉血散瘀在后，有脾胃不和者，辅以健脾化湿和胃之药治疗。月经先期，若与火热有关，在调治肝、脾、肾三脏的同时，孙光荣教授常常增加清肝泻火的中药，如蒲公英等。

病案 1　曹某，女性，32 岁。平素急躁易怒，月经不调，经期提前，量少，大便黏稠，嗜睡（思睡之意，睡眠较多），湿疹。舌红苔少，脉细稍涩。

辨证：肝郁脾虚血热。

治法：补脾疏肝清热，摄血调经。

处方：

西洋参 10g	生北芪 10g	紫丹参 10g
益母草 10g	月季花 10g	全当归 10g
制香附 10g	阿胶珠 10g	火麻仁 10g
炒扁豆 12g	白鲜皮 10g	蒲公英 12g
乌贼骨 10g	生甘草 5g	西砂仁 4g
炒神曲 15g	川红花 10g	大生地 10g

7 剂，水煎服。日 1 剂，早、晚分服。

在这个处方中，孙光荣教授以益母草、月季花、当归、香附、红花、生地黄柔肝养肝，以炒扁豆、火麻仁清肠中之湿热，以乌贼骨、西砂仁、炒六曲调理脾胃，因脾胃为后天之本，气血生化之源。白鲜皮、蒲公英清热燥湿止痒治疗湿疹。

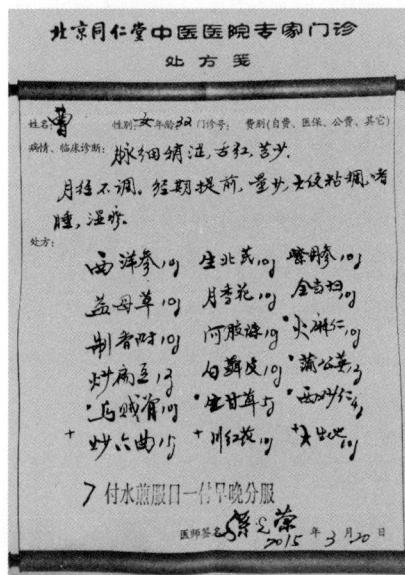

病案 2 雍某，女，42 岁。月经提前，量少，神疲倦怠，气短懒言，纳少便溏，失眠，舌红苔少，脉细。

辨证：心脾两虚。

治法：补脾益气，养心安神，摄血调经。

处方：西洋参 10g　　生北芪 10g　　紫丹参 10g

　　　云茯神 12g　　炒枣仁 10g　　全当归 12g

　　　大生地 10g　　益母草 10g　　制香附 10g

　　　阿胶珠 10g　　月季花 10g　　生甘草 5g

　　　　　　　　7 剂，水煎服。日 1 剂，早、晚分服。

心主神明、主血脉。在这个处方中，孙光荣教授采用了安心神、养心血的治疗方法。方中西洋参、生北芪、紫丹参益气养血，云茯神、炒枣仁、全当归养血安神治疗失眠，大生地、益母草、制香附、阿胶珠、月季花养血调经，生甘草调和诸药。处方十分平和。

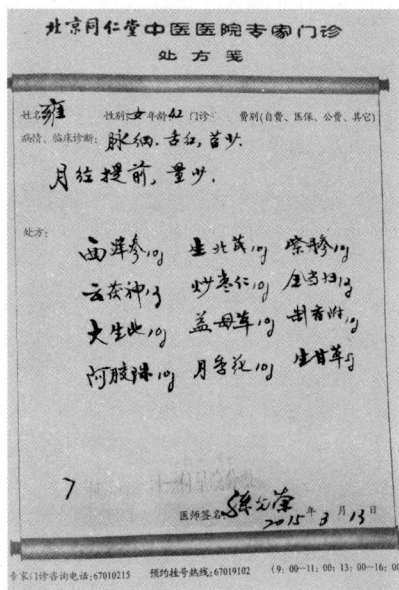

（四）月经延期

孙光荣教授认为，月经延期的主要病理机制为气虚血瘀。责之于肝、脾、肾三脏。因肝藏血，为血脏；脾统血，为气血生化之源；肾藏精，主生殖。在治疗之时，需要顾及以上脏腑的生理特点和病理状态。肝喜条达，则以香附、月季花、芍药疏肝解郁。肝藏血，则以丹参、当归、阿胶珠、益母草补血养血。脾胃为后天之本，气血生化之源，则以西洋参、黄芪、茯苓健脾益气。总之，其治疗之法，健脾补肾以培真阴；活血化瘀以通经络。再根据患者刻下的症状，加减用药，如腹胀者加大腹皮，胃脘不适者，加乌贼骨、砂仁调理脾胃。

病案 1 张某，女性，36 岁。月经不调，二三月一行，有块，白带多，难寐，多梦，腹胀、矢气，口干。舌暗红苔少，脉细稍涩。

辨证：气虚血瘀，肝胃不和。

治法：气活血益，疏肝和胃。

处方：西洋参 10g　　　　生北芪 10g　　　　紫丹参 10g

云茯神 12g	炒枣仁 10g	龙眼肉 10g
益母草 10g	制香附 10g	月季花 10g
全当归 12g	阿胶珠 10g	大腹皮 10g
乌贼骨 10g	西砂仁 4g	

14 剂，水煎服。日 1 剂，早、晚分服。

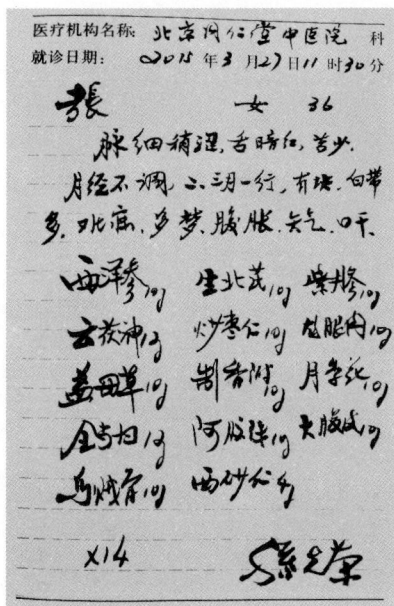

方中西洋参、生北芪、紫丹参益气养血，云茯神、炒枣仁、龙眼肉宁心安神治疗难寐多梦，益母草、制香附、月季花、全当归、阿胶珠养血调经，大腹皮行气除胀治疗腹胀，乌贼骨、西砂仁理气和胃。

孙光荣教授曰：女子 30 岁之前，月经不调者，多心脾两虚；30 岁之后，多夹肝郁。且心、肝、胃以气血相联系，凡气虚、气郁、血瘀皆互为传递，反之亦然。肝气瘀滞，化火也伤胃，传之于心脾，亦可为不寐，以胃不和则卧不安也。久则经期不调，杂症兼见，治疗当从肝胃气血着手。

病案 2 王某，女性，20 岁。月经不调，5 个月前，月经开始衍期 1～2 个月，色暗黑，有块，量少，白带增多，少寐多梦，舌深红，苔

139

少，脉细稍数。

　　辨证：心脾两虚，气滞血瘀。

　　治法：补益心脾，行气活血。

　　处方：西洋参 10g　　　生北芪 10g　　　紫丹参 10g

　　　　　益母草 10g　　　制香附 10g　　　阿胶珠 10g

　　　　　云茯神 12g　　　炒枣仁 10g　　　龙眼肉 10g

　　　　　月季花 10g　　　川红花 10g　　　全当归 10g

　　　　　生甘草 5g

　　　　　　　　　　　14 剂，水煎服。日 1 剂，早、晚分服。

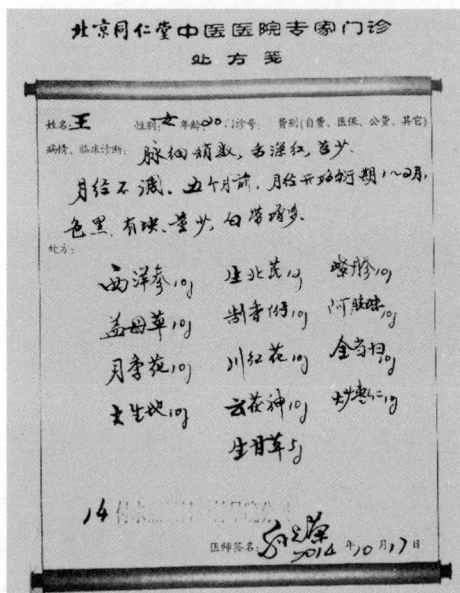

　　按：此女子月经不调近半年，月经衍期，则其气血不足可知，而经色暗黑，有块，则其血瘀证成立。故以西洋参、生北芪、紫丹参益气养血为君药组，益母草、制香附、阿胶珠、月季花、川红花、全当归活血化瘀为臣药组，然香附、月季花、益母草诸药，非止理气活血，实乃调经之圣药也。盖气行则血行，气滞则血瘀，凡活血化瘀，当酌情加入行气药，则瘀血易去而新血易生也。其余云茯神、炒枣仁、龙眼肉，非止安神，亦有养血之功也。

病案 3 贾某，女，25 岁。月经延期 7 天。现脾胃虚弱，面色萎黄，腹胀不适，纳而不化，少寐多梦，神疲乏力，舌红，苔少，脉虚细。

辨证：心脾两虚，气滞血瘀。

治法：补益心脾，行气活血。

处方：生晒参 10g   生北芪 10g   紫丹参 10g

　　　益母草 10g   制香附 10g   阿胶珠 10g

　　　云茯神 12g   炒枣仁 10g   龙眼肉 10g

　　　炒神曲 10g   大腹皮 12g   炒枳壳 6g

　　　谷麦芽各 15g   制川朴 6g

　　　　　　　　　　　7 剂，水煎服。日 1 剂，早、晚分服。

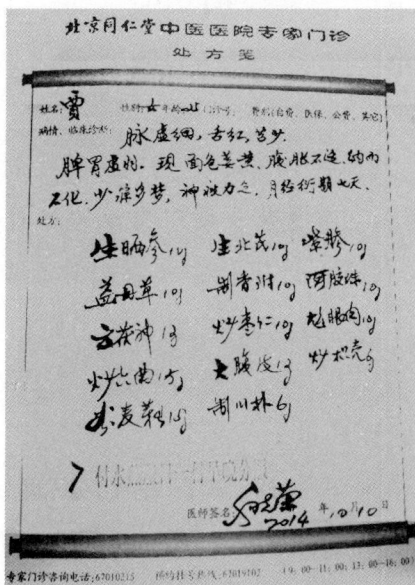

按： 胃者，足阳明之经脉所属，其多气多血，故凡调理脾胃者，必调气血，脾胃虚弱者，必补其气血。盖脾胃为水谷之海，运化水谷精微，化气生血而有月经之至。若月经延期，治脾胃是从本论治也。凡冲脉、胞宫以及藏血之肝脏，俱赖脾胃之滋养。此女子表面是调月经，实则是调脾胃也。方中炒神曲、谷麦芽，皆可健脾胃而消食积，大腹皮、炒枳壳、制川朴皆可理气宽中而治腹胀也。

医案 3 与医案 2 相比，前九味药基本相同，唯西洋参以生晒参代替。其原因，是因为"现脾胃虚弱，面色萎黄"，生晒参具有更强的补益气血之功。

病案 4 赵某，女，20 岁。月经延迟七八日，量少，寐差，气短，左眼视物不清。舌淡，苔少，脉细稍涩。

辨证：气血两虚。

治法：益气养血。

处方：生晒参 12g　　　生北芪 10g　　　紫丹参 10g

　　　益母草 10g　　　阿胶珠 10g　　　制香附 12g

　　　云茯神 12g　　　炒枣仁 10g　　　龙眼肉 10g

　　　木贼草 10g　　　谷精草 10g　　　密蒙花 10g

　　　生甘草 5g

14 剂，水煎服。日 1 剂，早、晚分服。

按：此方以生晒参、生北芪、紫丹参益气养血；益母草、阿胶珠、制香附养血调经；云茯神、炒枣仁、龙眼肉养心安神；木贼草、谷精草、密蒙花清肝明目；生甘草调和诸药，是急则治其标，缓则治其本，标本兼治之法。以三联药组思想，组方严谨，奇妙哉！其功效尤在益母草、阿胶珠、制香附之臣药也。

凡调经之方药，在补益气血、疏肝理气。其理易知，其用药配伍最难，而益母草、香附、阿胶之配伍，则补血行气，进可攻，退可守。有气滞、血瘀之邪可攻之，无气滞、血瘀之邪可防之。其视物不清，以谷精草统领木贼草、密蒙花成三联药组，殊为得当。李时珍言，凡治一切目疾方，得谷精草者良。吾施之临床，每获良效，诚不虚言，此三物专治眼疾也。

（五）痛经

孙光荣教授曰：凡痛经之症，依气血阴阳、寒热虚实以辨证。有气虚者，有血虚者，有阴虚者，有阳虚者，有气血阴阳中二三者皆虚者，此皆为虚证也。有气滞者，有血瘀者，有痰浊者，有皆为实证者。实证用通泻法，虚证用滋补法。通泻法有行气、活血、清热、化痰诸法；滋补法有益气养血、健脾补肾诸法。随证治之。

病案 1 张某，女，38 岁。痛经近 8 年，月经延期 7～10 天，量少，色黑，有块，少腹及腰经期疼痛，得热则缓解。舌淡苔少，脉细稍涩。

辨证：寒凝血瘀。

治法：温经散寒，化瘀止痛。

处方：

生晒参 10g	生北芪 10g	紫丹参 10g
益母草 12g	制香附 10g	月季花 10g
川红花 6g	全当归 10g	延胡索 10g
法半夏 10g	广陈皮 10g	田三七 6g
生甘草 5g	吴茱萸 10g	

14 剂，水煎服。每次月经前 7 天服。

此方孙光荣教授以生晒参、生北芪、紫丹参益气养血，益母草、制香附、月季花行气调经，川红花、全当归、延胡索、田三七活血止痛，法半夏、广陈皮清热化痰，吴茱萸温经止痛，生甘草调和诸药。

田三七，《本草纲目拾遗》中记载："人参补气第一，三七补血第一，味同而功亦等，故称人参、三七为中药中之最珍贵者。"为蔷薇纲，伞形目，五加科人参属。三棱、莪术、延胡索、田三七乃行气化积之四君子，其形聚而质坚，药之象也。三棱色白，气轻，莪术色黑，气重，两者皆生于坚硬之土壤中，故得破坚聚气也。三七、延胡索，亦形圆而质坚者，有形之血积，常用此二药。凡用药，此四君用丸散，较汤药较佳。此四君若入汤剂，共药力仅能煎出少许。凡汤剂用 10g 起药者，入丸散仅需二三分便可。四药皆可研末冲服，然三七药少价贵，三棱、莪术价廉，若单从药性上讲，则四药皆宜入丸散打碎，研末冲服。血瘀体质之人若每日服三七粉 5g，大可活血养血。若是常人，日服 3g 即可。

凡气滞郁结，轻者桂枝、麻黄可通，中者柴胡、威灵仙可通，重者必三棱、莪术、三七、延胡索，方可通也。若积聚血瘀成块，丝毫无可通之气者，则三七尤不可通，必待虫类药如水蛭、地龙、穿山甲等，始可穿通瘀闭之血管也。

病案 2 孙某，女，22 岁。痛经已近 5 年，手心发热，下肢发凉。舌红，苔少，脉细弱。

辨证：气血虚弱。

治法：益气养血，温经止痛。

处方：

生晒参 10g	生黄芪 10g	紫丹参 10g
益母草 10g	制香附 10g	吴茱萸 6g
银柴胡 10g	地骨皮 10g	全当归 10g
川牛膝 10g	延胡索 10g	生甘草 5g

阿胶珠 10g

14 剂，水煎服。日 1 剂，早、晚分服。

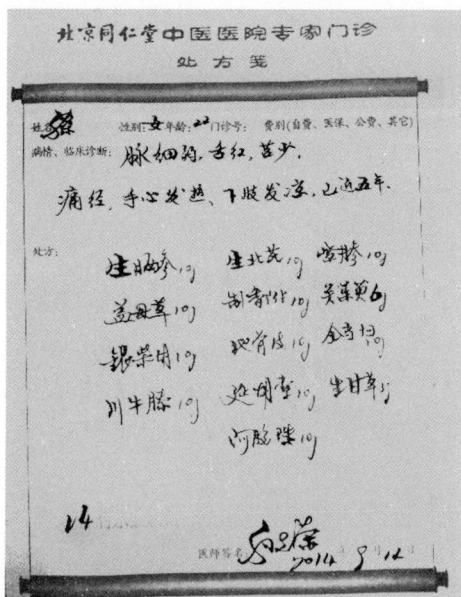

此方孙光荣教授以生晒参、生北芪、紫丹参益气养血，益母草、制香附、吴茱萸温经止痛，银柴胡、地骨皮滋阴养血清热，全当归、川牛膝、阿胶珠、延胡索养血活血行气止痛，甘草调和诸药。

病案 3 黄某，女，30 岁。少腹及腰部疼痛半年，既往有长期痛经史。经量少，经行不畅，乳房胀痛，心烦、满闷不舒。西医检查未见相关病变。舌红，苔少，脉弦小。

辨证：气滞血瘀。

治法：理气行滞，化瘀止痛。

处方：西洋参 10g　　　生北芪 10g　　　紫丹参 10g

益母草 10g　　　制川朴 6g　　　大生地 10g

阿胶珠 10g　　　川杜仲 10g　　　大腹皮 10 g

延胡索 10g　　　浮小麦 15g　　　大红枣 10g

全当归 10g　　　　生甘草 5g

14 剂，水煎服。日 1 剂，早、晚分服。

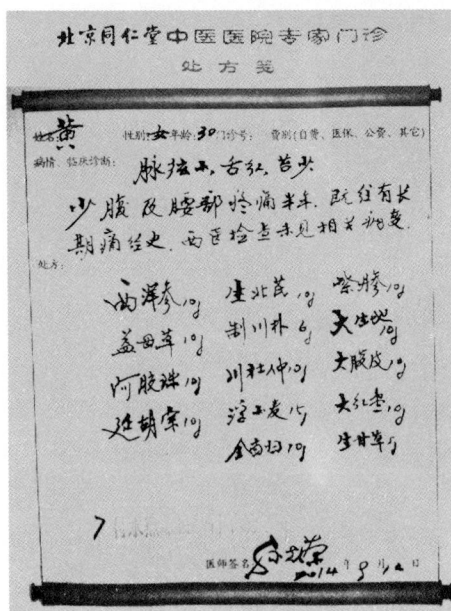

此方孙光荣教授以西洋参、生北芪、紫丹参益气养血，益母草、制川朴、延胡索行气止痛，生地黄、全当归、阿胶珠养血活血，杜仲补肾调经兼治腰痛，浮小麦、大红枣、生甘草养血宁心而治心烦满闷不舒。生甘草调和诸药。

病案 4　孙某，女，32 岁。3 个月来月经如期，但痛经，腹泻，婚后 3 年未孕。查有子宫内膜异位症。舌淡，苔白，脉沉细。

辨证：寒凝血瘀。

治法：温经散寒，化瘀止痛。

处方：生晒参 10g　　　生北芪 12g　　　紫丹参 10g

　　　益母草 10g　　　制香附 10g　　　延胡索 10g

　　　炒神曲 15 g　　　煨诃肉 10g　　　大生地 10g

　　　全当归 10g　　　月季花 10g　　　生甘草 5g

14 剂，水煎服。日 1 剂，早、晚分服。

另予：紫丹参 60g，鸡内金 60g

各为末，分30包，经净后服7次（睡前淡盐水送服，每日1包）。

按：凡痛经兼腹泻者，乃虚寒也。虚为气虚、血虚、脾虚、肾虚，寒为收引、血脉凝滞。

孙光荣教授此方以生晒参、生北芪、紫丹参益气养血，益母草、制香附、延胡索行气止痛，炒神曲、煨河肉温胃散寒止泻，全当归、大生地、月季花养血调经，生甘草调和诸药。

紫丹参、鸡内金打粉冲服，是孙光荣教授治疗不孕症的常见药对偏方，意在健脾益气、养血孕胎。

病案5 徐某，女，33岁。诉月经量少，色暗深，有块，腰胯酸痛，腹痛。舌淡苔少，脉细弱。

辨证：肾虚血瘀。

治法：补肾益精，活血止痛。

处方：

生晒参 12g	生北芪 10g	紫丹参 10g
当归身 10g	阿胶珠 10g	益母草 10g
川杜仲 12g	刀豆子 10g	伸筋草 10g
延胡索 10g	制香附 10g	田三七 6g
生甘草 5g		

14剂，水煎服。日1剂，早、晚分服。

按：孙光荣教授曰："益母草，血中之气药，理血；延胡索、制香附，理气；田三七，气血双调；益母草尤善治产后经血有块者。"凡妇女气血津液，相互滋养，若患者有手心出汗，是心汗也。若所出汗中带粒，是血汗也。方中以生晒参、生北芪、紫丹参益气养血，当归身、阿胶珠养血，川杜仲、刀豆子、伸筋草补肾强腰，延胡索、田三七通络止痛，生甘草调和诸药。

病案6 武某，女，39岁。子宫内膜异位，月经已来潮，现头晕，不寐，精神萎靡，腹胀痛，口干。舌淡苔少，脉细弱。

辨证：气滞血瘀。

治法：行气活血，化瘀消癥。

处方：
西洋参 10g	生北芪 7g	紫丹参 10g
乌贼骨 10g	西砂仁 4g	鸡内金 6g
云茯神 12g	炒枣仁 10g	大腹皮 10g
制川朴 6g	山慈菇 10g	菝葜根 10g
生甘草 5g		

7 剂，水煎服。日 1 剂，早、晚分服。

此方中，孙光荣教授以西洋参、生北芪、紫丹参益气养血，乌贼骨、西砂仁、鸡内金理气和胃，云茯神、炒枣仁敛心安神，大腹皮、制川朴行气除胀，山慈菇、菝葜根软坚散结治疗子宫内膜异位，生甘草调和诸药。

菝葜，百合科菝葜属植物菝葜的根茎。其藤外形与萆薢仿佛，而花果与根则异，又名假萆薢。萆薢乃薯蓣科，其藤柔软。本品具有祛风利湿，解毒消肿之功效。治风湿痹痛，淋浊，带下，泄泻，痢疾，痈肿疮毒，顽癣，烧烫伤。《本草经疏》："忌茗、醋。"

复诊：头晕嗜睡，牙龈肿痛，酸胀，乳腺增生。舌淡，苔少，脉细。

辨证：肾虚气滞血瘀。

治法：补肾疏肝，活血祛瘀。

处方：
西洋参 10g	生北芪 7g	紫丹参 10g
制首乌 12g	明天麻 10g	蔓荆子 10g
正锁阳 10g	北枸杞 10g	延胡索 10g
川郁金 10g	山慈菇 10g	菝葜根 10g
大腹皮 10g	制香附 10g	全当归 12g
生甘草 5g		

7 剂，水煎服。日 1 剂，早、晚分服。

此方中，孙光荣教授以西洋参、生北芪、紫丹参益气养血，制首乌、明天麻、蔓荆子清利头目，正锁阳、北枸杞补肾益气，延胡索、川郁金行气疏肝山慈菇、菝葜根软坚散结，共同治疗乳腺增生，大腹皮、制香附行气除胀，全当归养血，生甘草清热解毒兼调和诸药。

痛经脉案拾遗 1：

孙光荣教授部分脉案，未能亲自伺诊，仅从就诊记录获得，不如伺诊脉案详尽，但同样蕴含着孙光荣教授丰富的治疗思想，并据平日领悟所得，稍加按语，以助理解。补遗如下：

张某，女，30 岁。月经不调。

生晒参 10g	生北芪 10g	紫丹参 10g
益母草 12g	醋香附 10g	延胡索 10g
吴茱萸 10g	全当归 12g	山慈菇 12g
菝葜根 12g	上肉桂 5g	大腹皮 10g
制川朴 6g	生甘草 5g	绵萆薢 10g
珍珠母 15g		

7 剂，水煎服。日 1 剂，早、晚分服。

按：孙光荣教授在此方中，有益气活血的生晒参、生北芪、紫丹参，行气止痛的益母草、制香附、延胡索，温经散寒的吴茱萸、全当归、上肉桂，清热解毒、软坚散结的山慈菇、菝葜根、珍珠母，行气除胀的制川朴、大腹皮，补肾渗湿的绵萆薢，调和诸药的生甘草。根据孙光荣教授用药习惯，运用"以方测证"的原则，可复原脉案为：脉弦细，舌淡苔白，月经不调，有乳腺增生、子宫肌瘤病史，现腹胀痛，肢凉，白带较多。

复诊：

生晒参 10g	生北芪 10g	紫丹参 10g
益母草 12g	制香附 10g	延胡索 10g
吴茱萸 10g	全当归 12g	山慈菇 12g

菝葜根 12g	上肉桂 5g	大腹皮 10g
制川朴 6g	路路通 10g	生甘草 5g

7 剂，水煎服。日 1 剂，早、晚分服。

方中生晒参、生北芪、紫丹参益气养血，益母草、制香附、延胡索、吴茱萸、全当归、上肉桂温经散寒止痛，山慈菇、菝葜根软坚散结，大腹皮、制川朴、路路通行气除胀，生甘草调和诸药。

（六）闭经

孙光荣教授曰："闭经一症，最为难治。有原发闭经者，有继发闭经者，以中医论之，则肾虚者居多，故补肾之法，尤其重要。而气血津液，相互生长，年轻女性闭经者，多因气血虚弱所致，故补益气血、益气养阴之法，贯穿始终。"

病案 1 孙某，女，20 岁。闭经。其母代诉，脑积水引流后，右枕叶小脑软化，抑制雌激素分泌。舌暗淡苔薄白，脉细。

辨证：脾肾两虚兼血瘀。

治法：健脾补肾，活血化瘀。

处方：

生晒参 10g	生北芪 10g	紫丹参 10g
益母草 12g	制香附 10g	阿胶珠 10g
月季花 10g	川红花 15g	芡实仁 15g
紫浮萍 10g	紫河车 6g	生甘草 5g
粉葛根 10g	西藁本 10g	

7 剂，水煎服。日 1 剂，早、晚分服。

孙光荣教授曰："此患者为脑积水引流术后，右枕叶小脑软化，抑制了雌激素分泌出现闭经，属于原发性闭经。"以生晒参、生北芪、紫丹参益气养血，益母草、制香附、阿胶珠、月季花、川红花行气活血，芡实仁、紫河车滋肾补脑，粉葛根、西藁本清利头目，紫浮萍引药上行，生甘草调和诸药。

150

病案 2 赵某，女，23 岁。停经一年多，既往衍期，量少，一年前经期情绪不稳定，而致停经，现依赖注射药物维持月经周期。舌暗红，苔花剥，脉细无力。

辨证：气阴两虚。

治法：益气活血，补肾养阴。

处方：西洋参 12g　　　生北芪 12g　　　紫丹参 10g

　　　益母草 12g　　　制香附 10g　　　紫河车 10g

　　　川红花 10g　　　麦门冬 12g　　　大生地 10g

　　　制首乌 12g　　　阿胶珠 10g　　　龙眼肉 10g

　　　当归尾 10g　　　生甘草 5g

　　　　　　　　　　　7 剂，水煎服，日 1 剂，早、晚分服。

此方不外益气活血、补肾养阴，滋阴补肾。孙光荣教授曰："月经期间大惊大恐，以致停经，凡六淫易治，七情难治。凡月经经带胎产皆如此。紫河车乃补肾，修复其子宫内膜也，方中西洋参、生北芪益气辅以紫丹参、当归尾、川红花之属活血通络，若京三棱、莪术，则药力太猛。紫河车、阿胶珠乃血肉有形之品，补冲任之血枯，麦门冬、大生地、龙眼肉益气养阴，生甘草调和诸药。"

病案 3 王某，女，36 岁。闭经 4 月，无孕，多梦，乏力，白带增多。舌红，苔少，脉缓稍无力。

辨证：肾气亏虚。

治法：补肾益气，调理冲任。

处方：西洋参 10g　　　生北芪 10g　　　紫丹参 10g

　　　益母草 10g　　　紫河车 10g　　　制香附 10g

　　　阿胶珠 10g　　　菟丝子 6g　　　全当归 12g

　　　川杜仲 12g　　　大红枣 10g　　　麦门冬 12g

　　　云茯神 15g　　　炒枣仁 12g　　　生甘草 5g

　　　　　　　　　　　7 剂，水煎服。日 1 剂，早、晚分服。

另予：坐浴方清热利湿、杀毒止痒，治疗白带。方如下：

蛇床子 10g	百部根 10g	白花蛇舌草 10g
白鲜皮 10g	地肤子 10g	蒲公英 12g
金银花 12g	生薏米 15g	芡实仁 15g
煅龙骨 15g	煅牡蛎 15g	川萆薢 10g
生甘草 5g		

7 剂，水煎。日 1 剂，坐浴。

坐浴方以药物煮沸后小火煎 10 分钟，倒入脸盆中放至水温适中，坐浴 5～6 分钟，次日早晨添水再煎，坐浴 5～6 分钟，每日 2 次坐浴。

此方孙光荣教授以西洋参、生北芪、紫丹参益气补血，为君药组；益母草、制香附、阿胶珠、全当归行气活血调经；紫河车、菟丝子、川杜仲补肾；大红枣、麦门冬养阴，补气力，治其乏力；云茯神、炒枣仁、生甘草敛心安神。

按：此女子自婚嫁以来，共怀孕 6 次，第一胎孩子现在 9 岁，因避孕不当，反复妊娠，第 5 胎妊娠 1 月后行药流，本自温柔贤淑，4 月前，夫妻吵架，暗生闷气，而后停经，平素信佛，素食，化验报告"轻度甲状腺功能降低"，西医妇科诊断"早期卵巢萎缩、早期更年期综合征。性欲下降"，其激素水平已达更年期水平，且白带发黄，有异味，诊断为"菌群失调性阴道炎"。

孙光荣教授曰，女子之带，如男子之精，绵延不断，则伤精耗气。此女子乃本清脉也，今气阴不足，故脉来缓稍无力。何为清脉？脉来柔和，平稳，有力，谓之清脉，有胃气是也。凡清脉之人，其性格平和；将军之脉，必缓而有力。诊脉之时间，必以清晨醒来，气息未乱为宜。

病案 4 张某，女，35 岁，家住葫芦岛。月经延期，依赖注射药物维持月经周期。现面色无华，腰酸腿疼，盗汗，自汗，心悸，寐差。舌暗淡苔少，脉细且涩。

辨证：心血不足。

治法：养血补心。

处方：生晒参 12g   生北芪 10g   紫丹参 10g

云茯神 12g   炒枣仁 12g   龙眼肉 10g

益母草 12g   制香附 10g   阿胶珠 10g

川杜仲 10g   浮小麦 15g   大红枣 10g

杭白芍 10g   生甘草 5g   全当归 10g

14 剂，水煎服。日 1 剂，早、晚分服。

孙光荣教授曰：45 岁以下，一般不用紫河车，还未到那个地步，病情当轻。至于自汗、盗汗，以敛心安神之云茯神、炒枣仁、龙眼肉配伍。方中生晒参、生北芪、紫丹参益气活血，云茯神、炒枣仁、龙眼肉敛心安神治疗失眠，益母草、制香附、阿胶珠行气补血治疗月经延期，川杜仲、浮小麦、大红枣补肾潜阳治疗自汗盗汗，杭白芍、全当归、生甘草补引纠和。

病案 5　徐某，女，44 岁。停经 1 年，子宫内膜脱落症，其余未见异常，面色无华，舌淡苔少，脉细滑无力。

辨证：气血两虚。

治法：益气养血。

处方：西党参 10g   生北芪 20g   紫丹参 10g

益母草 10g   制香附 10g   全当归 12g

川红花 10g   川杜仲 12g   阿胶珠 10g

云茯神 12g   炒枣仁 12g   生甘草 5g

龙眼肉 10g

7 剂，水煎服。日 1 剂，早、晚分服。

此方以西党参、生北芪、紫丹参益气养血，益母草、制香附、全当归、川红花行气调经，川杜仲、阿胶珠补肾养阴，云茯神、炒枣仁、龙眼肉敛心安神，生甘草调和诸药。

（七）崩漏

崩漏之症，多与血热有关，然亦与气虚血瘀关系密切。故治疗以凉血散瘀、健脾补肾法为主，伴有子宫肌瘤、卵巢囊肿等症时，可增加清热解毒、软坚散结之品。凡山慈菇、夏枯草、菝葜根、蒲公英等中药，最为常用。凡生地炭、侧柏炭、地榆炭、蒲黄炭、黄芩炭均可凉血止血。活血之品，仍在当归、丹参、赤芍、益母草之中选择，乃妇科良药。而肝藏血，为血脏，故调理月经，离不开疏肝、柔肝、养肝之法。延胡索、香附、益母草均可疏肝理气、养血活血。女子之经，犹如男子之精，绵延不绝，则脾肾易虚也，杜仲、刀豆子、绵萆薢皆可补肾，黄芪、西洋参、生晒参皆可补气。兼有湿热者，辅以清热利湿之品如金钱草、海金沙、生薏米等。兼有失眠者，辅以养心安神之茯神、酸枣仁。兼有胃脘疼痛不适、泛酸烧心者，可以乌贼骨、砂仁、鸡内金等理气和胃之品治之。

病案1 彭某，女，46岁。月经淋漓5个月，伴腰痛，胃脘不适，寐欠安。既往有子宫肌瘤病史。舌红，苔少，脉虚缓而滑。

辨证：肾气阴两虚。

治法：补肾益养阴，固冲止血。

处方：

西洋参 10g	生北芪 10g	紫丹参 7g
益母草 10g	制香附 10g	阿胶珠 10g
生地炭 10g	地榆炭 10g	侧柏炭 10g
川杜仲 10g	刀豆子 10g	全当归 10g
乌贼骨 10g	龙眼肉 10g	西砂仁 4g
夏枯草 10g	山慈菇 12g	菝葜根 12g

7剂，水煎服。日1剂，早、晚分服。

此方以西洋参、生北芪、紫丹参益气养血，益母草、制香附、阿胶珠疏肝理气、养血调经，川杜仲、刀豆子补肾养阴治疗腰痛，全当归、龙眼肉养血安神，乌贼骨、西砂仁理气和胃，夏枯草、山慈菇、菝葜根清热解毒、软坚散结（此"结"乃瘀血干枯，络阻成瘀之结也）。

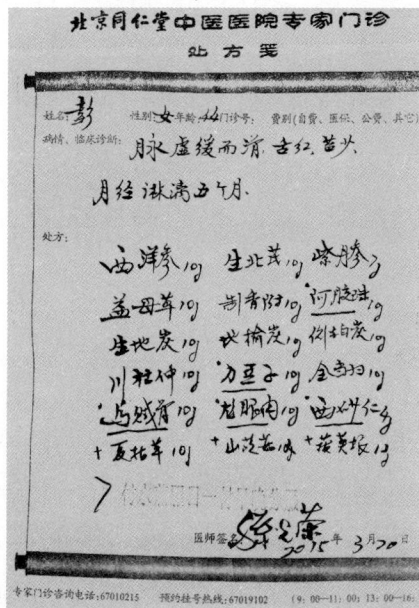

病案 2 白某，女，46 岁。月经不调，白带，服药方后白带已净，漏已止，但现在口干，目胀，右胁下胀痛。有胆囊息肉。舌红苔微黄，脉细滑。

辨证：湿热蕴结。

治法：清利肝胆，益气活血。

处方：

西洋参 10g	生北芪 7g	紫丹参 7g
制香附 10g	生地炭 12g	益母草 10g
地榆炭 12g	侧柏炭 10g	川郁金 10g
延胡索 10g	云茯神 10g	海金沙 10g
金钱草 10g	生甘草 5g	

14 剂，水煎服。日 1 剂，早、晚分服。

　　按：此方以西洋参、生北芪、紫丹参益气活血，制香附，乃妇科第一要药，生地炭、侧柏炭、地榆炭乃凉血散瘀，止崩漏也，制香附与川郁金相配，再加延胡索，适以行气止痛治疗胁痛也，海金沙、金钱草清利肝胆湿热也，云茯神，宁心安神可治疗口干症状，生甘草调和诸药。

　　孙光荣教授曰：崩漏亦可用益母草，可行可止，然须与生地炭配伍。

　　崩漏脉案拾遗 1　戴某，女，35 岁。月经淋沥，腰痛难寐，月经周期 12 天。舌淡，苔少，脉细涩。

　　辨证：心肾不交。

　　治法：交通心肾。

　　处方：生晒参 12g　　　　生北芪 12g　　　　紫丹参 7g

　　　　　益母草 7g　　　　　制香附 10g　　　　延胡索 10g

　　　　　川杜仲 12g　　　　　刀豆子 10g　　　　阿胶珠 10g

　　　　　蒲黄炭 12g　　　　　生地炭 12g　　　　地榆炭 12g

　　　　　川萆薢 10g　　　　　生甘草 5g　　　　　蒲公英 12g

　　　　　　　　　　　　　　　　　7 剂，水煎服。日 1 剂，早、晚分服。

　　按：女子月经，乃天癸所主。虽关乎冲任二脉，实则与肾虚、血瘀有关，且兼虚热。故方中以生晒参、生北芪、紫丹参益气养血，益母草、制香附、调经止痛，川杜仲、刀豆子、阿胶珠、川萆薢补肝肾强筋骨治疗腰痛，蒲黄炭、生地炭、地榆炭、蒲公英凉血散瘀，生甘草调和诸药。

　　崩漏脉案拾遗 2　侯某，女，42 岁。月经淋漓已 1 年。神疲乏力，尿黄。舌淡，苔少，脉细。

　　辨证：脾虚证。

　　治法：补脾益气，固冲止血。

　　处方：西洋参 10g　　　　生北芪 12g　　　　紫丹参 5g

益母草 7g	阿胶珠 10g	制香附 10g
全当归 10g	生地炭 12g	地榆炭 10g
川杜仲 12g	生薏米 15g	生甘草 5g

14 剂，水煎服。日 1 剂，早、晚分服。

按：月经淋漓西医谓之子宫内膜不规则脱落，乃气血生化不足所致，而气血生化不足，当责之于脾。故方中西洋参、生北芪、紫丹参、生薏米健脾益气而养血，益母草、阿胶珠、制香附、全当归养血调经，川杜仲补益肾气，生地炭、地榆炭凉血止血，生甘草调和诸药。

崩漏脉案拾遗3 赵某，女，40岁。月经淋沥近20日，量多，有块，血糖高。舌红苔少，脉细涩。

辨证：血瘀证。

治法：活血化瘀，固冲止血。

处方：
生晒参 12g	生北芪 12g	紫丹参 5g
益母草 5g	制香附 10g	阿胶珠 10g
川杜仲 12g	蒲黄炭 15g	地榆炭 12g
生地炭 12g	生甘草 5g	制首乌 12g

7 剂，水煎服。日 1 剂，早、晚分服。

按：方中生晒参、生北芪、紫丹参益气养血，益母草、制香附、阿胶珠养血调经，蒲黄炭、地榆炭、生地炭凉血止血，川杜仲、制首乌补益肾气，生甘草调和诸药。

崩漏脉案拾遗4 雍某，女，40岁，崩漏，服前方已效，近2个月经淋漓不断。舌红苔少，脉细无力。

辨证：气虚血瘀。

治法：活血化瘀，固冲止血。

处方：
生晒参 12g	生北芪 10g	紫丹参 10g
当归身 10g	阿胶珠 10g	大生地 10g
赤芍药 10g	川杜仲 10g	侧柏炭 15g

地榆炭 15g　　　　黄芩炭 10g　　　　生甘草 5g

7 剂，水煎服。日 1 剂，早、晚分服。

按：方中生晒参、生北芪、紫丹参益气养血，当归身、阿胶珠、大生地、赤芍药养血调经，川杜仲补益肾气，侧柏炭、地榆炭、黄芩炭凉血止血，生甘草调和诸药。

十六、便　秘

韩某，男，79 岁。便秘，服通便药后好转，但次数尚频。舌淡，苔少，脉弦小。

辨证：阴精不足，肠失濡润。

治法：滋阴通便。

处方：太子参 15g　　　生北芪 15g　　　紫丹参 10g
　　　嫩龙葵 12g　　　大腹皮 12g　　　炒枳壳 6g
　　　鸡内金 6g　　　　大红枣 10g　　　麦门冬 15g
　　　天门冬 15g　　　火麻仁 10g　　　郁李仁 10g
　　　车前子 10g

14 剂，水煎服。日 1 剂，早、晚分服。

按：孙光荣教授言此方，太子参、生北芪、紫丹参益气养血，火麻仁、郁李仁通便，车前子具止泻作用，需盐水炒过，研末口服。嫩龙葵、麦门冬、天门冬滋水润肠通便，以大腹皮、炒枳壳、鸡内金行气化滞，健脾和胃。

十七、脱　发

邴某，女性，52 岁。脱发，口干，头晕目眩，心悸气短，倦怠乏力。舌淡，苔少，脉弦小。

辨证：气血两虚。

治法：益气养血。

处方：西洋参 10g　　　生北芪 15g　　　紫丹参 7g

　　　制首乌 12g　　　明天麻 10g　　　西藁本 10g

　　　炙远志 6g　　　 石菖蒲 6g　　　 龙眼肉 10g

　　　麦门冬 12g　　　灯心草 3g　　　 川郁金 10g

　　　川草薢 10g　　　生甘草 5g

　　　　　　　　　　　7 剂，水煎服，日 1 剂，早、晚分服。

按：孙光荣教授用此方治脱发，乃以西洋参、生北芪、紫丹参益气活血，制首乌、明天麻、西藁本清利头目，上达头顶，炙远志、石菖蒲开窍益智，龙眼肉镇心安神，麦门冬、灯心草、川郁金清心定悸，川草薢分清泌浊，生甘草调和诸药（另：传说可加麝香 0.1 ～ 1g，冲服，效更佳）。

脱发之症，其本在心肾，心乃神明处所。心主血脉，发为血之余，故治脱发，当补心血、安心神。若兼心悸，气短乏力，则是心气不足，当补益心气。亦有肾虚、肝经湿热致脱发者，随证治之。

十八、支气管炎

病案 1　马某，女，42 岁。气管炎，每遇风寒感冒时诱发，伴有胸背疼痛，胃脘痛，痛经，白带量多。舌淡苔白，脉细滑濡。

辨证：痰湿内阻。

治法：燥湿化痰，理气止咳。

处方：生晒参 10g　　　生北芪 10g　　　紫丹参 7g

　　　炙冬花 10g　　　炙紫菀 10g　　　降真香 6g

　　　乌贼骨 10g　　　西砂仁 4g　　　 延胡索 10g

　　　川草薢 10g　　　浮小麦 10g　　　蒲公英 12g

生甘草 5g

7 剂，水煎服。日 1 剂，早、晚分服。

方中生晒参、生北芪、紫丹参益气养血，炙冬花、炙紫菀化痰止咳，降真香、乌贼骨、西砂仁、延胡索理气和胃止痛，川草薢补肝肾强筋骨治疗腰背疼痛，浮小麦、蒲公英、生甘草清热养阴治疗久咳兼虚热者。川草薢、蒲公英配伍兼治白带，清热化湿之功也。

按：草薢，《神农本草经》言其"主腰背痛，强骨节，风寒湿周痹，恶疮不瘳，热气。"

孙光荣教授以炙冬花、炙紫菀治气管炎，以降真香、川草薢、蒲公英治白带，以乌贼骨、西砂仁、延胡索治胃脘痛、痛经。冬病夏治三伏贴，出自张璐《张氏医通》，方中贴药有白芥子、延胡索等，此延胡索兼化痰之药也。降真香善降秽浊之气，故孙光荣教授亦以之治白带也。胃痛，以乌贼骨、西砂仁、延胡索治之。孙光荣教授曰："白带忌竹笋、蕨根粉、公鸡。"

病案 2 李某，女，48 岁。咳嗽反复发作，多梦，失眠，并诉有子宫肌瘤。既往有面瘫病史，现仍有牙关紧。舌淡，苔白稍腻，脉弦小。

辨证：肝火犯肺，扰乱心神。

治法：清肺泻肝，清心安神。

处方：生晒参 12g　　　生北芪 12g　　　紫丹参 10g

桑白皮 10g　　　炙冬花 10g　　　炙紫菀 10g

益母草 10g　　　制香附 10g　　　云茯神 10g

炒枣仁 10g　　　麦门冬 12g　　　山慈菇 10g

蝉蜕衣 6g　　　生甘草 5g

7 剂　水煎服。日 1 剂，早、晚分服。

按：方中西洋参、生北芪、紫丹参益气补血，益母草、制香附乃活血疏肝解郁也，桑白皮、炙冬花、炙紫菀乃治其咳嗽也，云茯神、炒枣仁、麦门冬清心安神治其失眠也（麦门冬或治其咳嗽），山慈菇软坚散

160

结治其子宫肌瘤也，蝉蜕衣疏风解表治其面瘫后牙关紧也，生甘草调和诸药。

十九、盆腔肿瘤

病案 1　贾某，女，53 岁。子宫附件肿块，服药方后明显缩小，精神较佳，稍腹胀。舌红，苔少，脉弦稍数。

辨证：气滞痰凝。

治法：行气活血，软坚散结。

处方：

西洋参 10g	生北芪 10g	紫丹参 10g
山慈菇 12g	猫爪草 10g	天葵子 10g
白花蛇舌草 10g	半枝莲 10g	制鳖甲 15g
珍珠母 10g	法半夏 7g	广陈皮 7g
大腹皮 10g	制香附 10g	降真香 10g
路路通 10g	生甘草 5g	川萆薢 10g

7 剂　水煎服，日 1 剂，早、晚分服。

按：孙光荣教授用此方治附件肿块，乃以西洋参、生北芪、紫丹参益气活血为君药组。天葵子、山慈菇、白花蛇舌草、半枝莲、猫爪草清热解毒为臣药组。制鳖甲、珍珠母、法半夏、广陈皮软坚化痰散结为佐药组。大腹皮、制香附、降真香、路路通、川萆薢行气化滞为使药组，甘草调和诸药，形成君三，臣五，佐四，使五之足球比赛阵容，可谓进可攻，退可守，攻守兼备，所向无敌！

病案 2　张某，女，39 岁。宫颈癌术后。便血已 1 年半，近周病情进展，便血 9 次，烦热，无力，畏冷。舌红苔白，脉细。

辨证：热毒内蕴，迫血妄行。

治法：清热解毒，凉血止血。

处方：西洋参 12g　　　生北芪 10g　　　紫丹参 5g

山慈菇 10g	猫爪草 10g	天葵子 10g
银柴胡 10g	地骨皮 10g	制鳖甲 15g
槐花炭 15g	地榆炭 15g	棕榈炭 15g
炒六曲 15g	阿胶珠 10g	

7剂，水煎服。日1剂，早、晚分服。

按：孙光荣教授用此方以西洋参、生北芪、紫丹参益气活血，为君药；山慈菇、猫爪草、天葵子清热解毒、软坚散结，为臣药；银柴胡、地骨皮、制鳖甲，为佐药，滋阴清热，除烦热；槐花炭、棕榈炭、地榆炭凉血止血，为使；炒六曲、阿胶珠，补引纠和。神曲芳香可醒脾，阿胶补血，便血者尤宜。

附1：孙氏养阴抑癌汤（治疗宫颈癌基本方）

［君］西洋参 12g　　生北芪 12g　　紫丹参 12g　——益气活血

［臣］山慈菇 15g　　猫爪草 15g　　制鳖甲 15g　——软坚散结

［佐］芡实仁 10g　　白花蛇舌草 15g　半枝莲 15g　——清热利湿

［使］川萆薢 10g　　路路通 12g　　生甘草 5g　——补引纠和

针对症状的三联专药组：

阴道渗血 —————————— 小蓟草，鱼腥草，白茅根

白带绵绵 —————————— 嫩龙骨，煅牡蛎，生薏米

白带腥臭 —————————— 紫苏叶，蒲公英，鱼腥草

腰膝冷痛 —————————— 川杜仲，刀豆子，熟附片

附2：孙氏保肾抑癌汤（治肾癌基本方）

［君］西洋参 12g　　生北芪 12g　　紫丹参 10g　——益气活血

［臣］川杜仲 12g　　刀豆子 12g　　金毛狗脊 12g　——保肾壮髓

［佐］菝葜根 15g　　猫爪草 15g　　山慈菇 15g　——软坚散结

［使］赤小豆 12g　　车前子 10g　　生甘草 5g　——补引纠和

针对症状的三联专药组：

咳喘不已 —————————— 五味子、炙冬花、炙紫菀

162

小便余沥 —————————— 菟丝子、金钱草、蒲公英

腰痛剧烈 —————————— 鸡屎藤、延胡索、制乳没

癌块不散 —————————— 净水蛭、地鳖虫、上肉桂

附 3：孙氏护巢抑癌汤（治卵巢癌基本方）

[君] 西洋参 12g   生北芪 12g   紫丹参 10g   —— 益气活血

[臣] 山慈菇 10g   京三棱 10g   制鳖甲 15g   —— 软坚散结

[佐] 土茯苓 20g   白花蛇舌草 15g   半枝莲 15g   —— 清热解毒

[使] 夏枯草 10g   干漏芦 10g   生甘草 5g   —— 纠引调和

针对症状的三联专药组：

阴道渗血 —————————— 小蓟草，鱼腥草，白茅根

白带绵绵 —————————— 嫩龙骨，煅牡蛎，生薏米

白带腥臭 —————————— 紫苏叶，蒲公英，鱼腥草

少腹胀痛 —————————— 花槟榔，大腹皮，制香附

二十、遗　精

周某，男，33 岁。近半年来，梦遗，盗汗，神疲力乏，尿黄，口干。舌淡，苔白滑，脉弦稍滑。

辨证：君火妄动，迫精妄泄。

治法：清心泻火，补肾填精。

处方：西洋参 12g   生北芪 12g   紫丹参 10g

      川杜仲 12g   阿胶珠 10g   浮小麦 12g

      麻黄根 10g   正锁阳 10g   大熟地 10g

      车前子 10g   生甘草 5g   大红枣 10g

                7 剂，水煎服。日 1 剂，早、晚分服。

按：此方以西洋参、生北芪、紫丹参益气活血，川杜仲、正锁阳、大熟地补肾，阿胶珠养血，浮小麦、麻黄根滋阴潜阳而治盗汗，车前

子泻心火，大红枣养血生津，生甘草调和诸药。何以知有心火？尿黄是也。

二十一、喉　癌

王某，男，64 岁。喉癌化疗后，糖尿病。4 年来音变，经化疗，左颈部红肿，吞咽困难，声嘶哑，大便干结。舌淡，苔黄微滑。脉细涩。

辨证：阴虚毒热。

治法：养阴清热，解毒散结。

处方：

生晒参 12g	生北芪 12g	紫丹参 7g
木蝴蝶 10g	白牛膝 10g	蝉蜕衣 6g
山慈菇 10g	猫爪草 10g	天葵子 10g
制鳖甲 15g	珍珠母 15g	延胡索 10g
金银花 10g	麦门冬 10g	嫩龙葵 15g

14 剂，水煎服。日 1 剂，早、晚分服。

按：孙光荣教授用此方，以生晒参、生北芪、紫丹参益气活血养血，以木蝴蝶、白牛膝、蝉蜕衣疏热利咽，山慈菇、猫爪草、天葵子清热解毒，制鳖甲、珍珠母软坚散结，延胡索行气化痰，解一身上下之痛，金银花、麦门冬清热养阴利咽。

另：自备蛞蝓 100 条，焙干，研末，吹入咽喉部，以淡盐开水吞服。

按：凡病人五心烦热，孙光荣教授嘱其以手心按凉桌，问喜否？若言喜，则真热也，若言不喜，则真寒假热也。

孙光荣教授曰：龙葵入大肠经，其性滑，清热攻毒、软坚以治下焦便秘。

此患者乃《中藏经》十二变之音变也。

蛞蝓又名粘泥婆，农家水缸边常有之，其形如蜗牛，但无背壳，若无蛞蝓，以青泥。青色的泥，泥水和好，贴喉下，局部皮肤亦可，但不如蛞蝓之妙也，也可以龙脑（冰片）吹喉，忌公鸡、酒、发物。

孙光荣教授曰："老中医的每一个处方都是严谨的，都是好方。要按三联处方的原则，按君臣佐使处方。主要是学习老师的宏观辨证思想。要重舌脉，四诊合参，若不重舌脉，后面的处方无功。传承的，是老中医的学术思想。跟师学习，一定要悟性强。有的老师不讲，学习要自己领悟。凡六淫致病，当祛邪扶正。若七情为病，当先化解七情。处方用药，一是心中要有个基本方，二是用什么功效来确定立法的总则。中医原是讲流派的，方虽不同，但是组方的原则是不会变的。"

二十二、脑　瘤

病案 1　泌乳素瘤

李某，女，34 岁。泌乳素瘤。月经由既往的十多天经期，缩短至上个月 5～7 天，今日偶有头痛。舌暗，苔少，脉细稍涩。

辨证：瘀阻脑络。

治法：行气活血，消瘀散结。

处方：

西洋参 12g	生北芪 12g	紫丹参 10g
山慈菇 12g	猫爪草 12g	天葵子 12g
白花蛇舌草 12g	半枝莲 12g	生薏米 15g
云茯神 12g	炒枣仁 12g	延胡索 10g
蔓荆子 10g	生甘草 5g	

21 剂，水煎服，每日 1 剂。

按：此方以西洋参、生北芪、紫丹参益气活血，以山慈菇、猫爪草、天葵子软坚散结，以白花蛇舌草、半枝莲、生薏米清热解毒，以云茯神、炒枣仁、延胡索、蔓荆子、生甘草补引纠和。

何以言"补、引、纠、和"？补者，补药方配合之不足也；引者，引经药是也；纠着，纠药性之偏及其毒也；和着，调和诸药也。此方以云茯神、炒枣仁补引达于脑之泌乳毒瘤；以延胡索、蔓荆子补引治疗头痛，以生甘草调和诸药也，故曰补引纠和。

病案2 脑胶质瘤

杨某，女，56岁，山东人，住北京方庄。头痛6天，2012年6月11日北京某三甲医院脑MRI：侧额叶及胼胝体（左侧），占位病变，脑胶质瘤可能性大。现头痛，作呕，清瘦，口干，舌淡苔少，脉弦细且涩。

辨证：痰瘀阻窍。

治法：息风化痰，祛瘀通窍。

处方：

西洋参10g	生北芪12g	紫丹参10g
山慈菇10g	猫爪草10g	天葵子10g
白花蛇舌草12g	半枝莲12g	紫浮萍10g
制首乌10g	明天麻10g	蔓荆子10g
降真香10g	甘白菊6g	生甘草5g

7剂，水煎服。日1剂，早、晚分服。

按：参考孙光荣教授治疗脑瘤基本方之孙氏正天抑瘤汤，则知此方以西洋参、紫丹参、生北芪益气活血；天葵子、山慈菇、猫爪草、白花蛇舌草、半枝莲清热解毒，软坚散结。紫浮萍、制首乌、明天麻、蔓荆子上达于脑，降真香降秽浊之气以上到下，甘白菊治肝，生甘草调和诸药。凡7味药，皆是补引纠和之意也。半枝莲乃治蛇毒之要药，但药源稀缺，在野外有时候一天也找不到几株，对疮痈则取其清热解毒的作用。

附：孙氏正天抑瘤汤（治脑瘤基本方）

[君] 生晒参10g	生北芪15g	紫丹参10g	——益气活血
[臣] 天葵子15g	白花蛇舌草15g	半枝莲15g	
制首乌12g	明天麻10g	生薏米15g	——清热解毒

［佐］珍珠母 12g　　　制鳖甲 12g　　　山慈菇 12g　——软坚散结

［使］紫浮萍 12g　　　蔓荆子 10g　　　生甘草 5g　——补引纠和

针对症状的三联专药组：

血压升高——————石决明，川杜仲，川牛膝。

视物不明——————夏枯草，木贼草，青葙子。

半身不遂——————老钩藤，净全蝎，酥地龙。

头痛呕吐——————制南星，姜半夏，广陈皮。

二十三、矽　肺

司某，男，57 岁。矽肺。咳嗽，胸痛，头晕，失眠，乏力，便秘。舌红，苔少，脉细。

辨证：肺燥津亏，痰火郁结。

治法：清热解毒润肺。

处方：生晒参 12g　　　生北芪 12g　　　紫丹参 5g

　　　山慈菇 10g　　　嫩龙葵 10g　　　猫爪草 10g

　　　冬桑叶 10g　　　枇杷叶 10g　　　蒲公英 10g

　　　桑白皮 10g　　　宣百合 10g　　　葶苈子 10g

　　　延胡索 10g　　　田三七 6g　　　仙鹤草 5g

　　　生甘草 5g

14 剂，水煎服。隔日 1 剂，早、晚分服。

按：此方以生晒参、生北芪、紫丹益气活血，嫩龙葵、山慈菇、猫爪草清热解毒。桑白皮、宣百合、葶苈子、冬桑叶、枇杷叶、蒲公英具清热解毒，利尿之功。延胡索、田三七、仙鹤草化痰活血，治血瘀之胸痛、头晕，生甘草调和诸药。嫩龙葵兼有滑肠通便之功效。

二十四、食管裂孔疝

梁某，男，42岁，现居美国。食管溃疡，食管裂孔疝。现消瘦，吞食时食管疼痛，胃镜已排除肿瘤。舌淡，苔白，脉细。

辨证：瘀血停胃，胃失和降。

治法：化瘀通络，健脾和胃。

处方：

太子参 15g	生北芪 10g	紫丹参 7g
乌贼骨 12g	西砂仁 4g	鸡内金 6g
降真香 10g	广橘络 6g	延胡索 10g
田三七 6g	白蔻仁 6g	

7剂，水煎服。日1剂，早、晚分服。

按：此方以太子参、生北芪、紫丹益气活血为君药组，乌贼骨、西砂仁、鸡内金健脾和胃为臣药组，降真香、广橘络、延胡索行气止痛为佐药组，田三七、白蔻仁补引纠和为使药组。

二十五、胃脘胀

病案1 吕某，女，29岁，河南人，汉族，现居北京朝阳区。既往无过敏史，已婚。近数月来，胃脘胀满不适，纳谷不香，五心烦热，多梦，心悸，口干。舌红，苔微黄，脉弦小。

辨证：胃阴不足。

治法：养阴宜胃，调中消痞。

处方：

西洋参 10g	生北芪 10g	紫丹参 10g
乌贼骨 10g	西砂仁 4g	白蔻仁 6g
银柴胡 12g	地骨皮 10g	制鳖甲 12g
云茯神 12g	炒枣仁 12g	灵磁石 7g

生甘草 1g　　　　藿香叶 10g　　　　炒扁豆 12g

按：孙光荣教授曰：藿香叶、炒扁豆，乃时令药也，用之则胃开，过此时令，则不用。此方以西洋参、生北芪、紫丹参益气活血，乌贼骨、西砂仁、白蔻仁健脾和胃，银柴胡、地骨皮、制鳖甲滋阴而解五心烦热，云茯神、炒枣仁、灵磁石治疗多梦心悸，生甘草调和诸药，仍以君臣佐使，补引纠和之法治之也。

白豆蔻，乃姜科植物，花、果壳、仁均可用。古埃及人曾以白豆蔻作为香薰来沐浴，10～12 月采，产于广东、云南及东南亚诸国。辛，大温，无毒。杨士瀛言其"能消能磨，流行三焦"。《本草纲目》言其"治噎膈，除疟疾、寒热，解酒毒"。《珍珠囊补遗药性赋》言其有 4："退口中臭气，散胸中寒气，破肺中滞气，补上焦（胃中）元气。"《本草通玄》曰："白豆蔻，其功全在芳香之气，一经火炒，便减功力；即入汤液，但当研细，待诸药煎好，趁沸点服尤妙。"《玉楸药解》曰："白豆蔻，清降肺胃，最驱膈上郁浊，极疗恶心呕哕。嚼之辛凉，清肃肺腑郁烦，应时开爽。古方谓其大热，甚不然也。"《本草求原》："按白豆蔻能和寒热之气，故升阳剂中、降收剂中，与寒热互用之剂，皆可用之。佐入血药又能通润二肠，使气行血自润。不论血寒血热，俱可于寒热方中少佐之，以行其升降。故海藏谓其理脾胃元气，补肺气，收脱气。"

扁豆，为豆科植物扁豆的白色种子。具有健脾和中，消暑化湿之功效。扁豆的种子有白色、黑色、红褐色等数种，入药主要用白扁豆；黑色者古名"鹊豆"，不供药用；红褐色者在广西民间称"红雪豆"，用作清肝、消炎药，治眼生翳膜。

银柴胡，乃石竹科植物银柴胡的根。能清虚热，消疳热。《本草正义》云："赵恕轩《纲目拾遗》，谓热在骨髓，非银柴胡莫疗。"银，乃银川之地也，即今之宁夏。

病案 2　李某，男，未婚，32 岁。胃胀。自 2008 年以来，反酸，口黏腻，腹胀，下坠，伴有遗精，腰酸。现消瘦，多虑，两年前体重减轻了 10kg。舌红，苔少黄，脉细稍数。

辨证：湿热中阻，肾精不足。

治法：调和脾胃，补肾填精。

处方：太子参 12g　　　生北芪 10g　　　紫丹参 10g

　　　炙远志 10g　　　石菖蒲 10g　　　酸枣仁 10g

　　　乌贼骨 10g　　　西砂仁 4g　　　　瓦楞子 10g

　　　炒六曲 15g　　　化橘红 6g　　　　薄荷叶 5g

　　　干荷叶 6g

7 剂，水煎服。日 1 剂，早、晚分服。

按：此方孙光荣教授以太子参、生北芪、紫丹参益气活血；炙远志、石菖蒲、酸枣仁敛心安神，治疗遗精；以乌贼骨、西砂仁、瓦楞子调和脾胃，以治腹胀，反酸；炒六曲、化橘红、薄荷叶芳香醒脾；干荷叶，为睡莲科，具清暑化湿，升发清阳，凉血止血之功。

二十六、出血中风后遗症

马某，男，44 岁，云南人，回族。脑溢血后 3 个月，左侧肢体不能活动，有高血压病史。舌淡，苔白，脉弦。

辨证：痰瘀阻络。

治法：化痰祛瘀通络。

处方：生晒参 10g　　　生北芪 10g　　　紫丹参 5g

　　　石决明 20g　　　川牛膝 12g　　　川杜仲 12g

　　　桑寄生 15g　　　嫩桑枝 15g　　　老钩藤 10g

　　　制首乌 12g　　　明天麻 12g　　　净全蝎 15g

　　　生甘草 5g

7 剂，水煎服。日 1 剂，早、晚分服。

按：此方以生晒参、生北芪、紫丹参益气活血，石决明、川牛膝、川杜仲平肝潜阳，桑寄生、嫩桑枝、老钩藤疏经通络，制首乌、明天麻、净全蝎、生甘草补引纠和。全方配伍严谨，君、臣、佐、使分明。

复习孙光荣教授的脑瘤基本方可知，川杜仲、石决明、川牛膝乃针对高血压的三联专药组之降压药组，老钩藤、净全蝎、酥地龙乃针对半身不遂的三联专药组。桑叶、桑寄生、嫩桑枝治疗上肢也，钩藤、地龙、全蝎乃治下肢也，而天麻、天葵、半枝莲、何首乌、白花蛇舌草、生薏米乃孙光荣教授用以治疗脑瘤之清热解毒药组。本方之制首乌、明天麻乃兼引药上达于脑也。

二十七、不　寐

病案1　刘某，女，54岁。失眠，头晕耳鸣，潮热盗汗，脉弦小，舌淡，有齿痕，苔少。

辨证：阴虚火旺。

治法：滋阴降火，养心安神。

处方：

西洋参 10g	生北芪 10g	紫丹参 10g
银柴胡 10g	地骨皮 10g	制鳖甲 15g
云茯神 10g	炒枣仁 12g	生龙齿 15g
大红枣 10g	灯心草 3g	夜交藤 12g
木蝴蝶 10g	龙眼肉 10g	炙首乌 15g
明天麻 10g	生甘草 5g	

14剂，水煎服。日1剂，早、晚分服。

方中西洋参、生北芪、紫丹参益气养血，银柴胡、地骨皮、制鳖甲滋阴清热治疗潮热盗汗，云茯神、炒枣仁、生龙齿清心安神，大红枣、灯心草、木蝴蝶滋阴降火，夜交藤、龙眼肉、炙首乌、明天麻滋肾补脑，治疗头晕耳鸣，生甘草调和诸药。

按：地骨皮，乃茄种植物枸杞宁夏枸杞的根皮。具有凉血除蒸，清肺降火之功效。李杲曰："四物汤内加地骨皮、牡丹皮，治妇人骨蒸最妙。治足少阴、手少阳有汗而骨蒸者。"《本草纲目》云："枸杞之滋益不独子，而根亦不止于退热而已……盖其苗乃天精，苦甘而凉，上焦心肺客热者宜之；根乃地骨，甘淡而寒，下焦肝肾虚热者宜之，此皆三焦气分之药，所谓热淫于内，泻以甘寒也……世人但知黄芩、黄连苦寒以治上焦之火，黄柏、知母苦寒以治下焦阴火，谓之补阴降火，久服致伤元气，而不知枸杞、地骨，甘寒平补，使精气充而邪火自退之妙，惜哉！予尝以青蒿佐地骨退热，屡有殊功，人所未喻者。"《本草汇言》云："骨中火热为眚，煎熬真阴，以地中之骨皮，甘寒清润，不泥不滞，非地黄、麦冬同流。"《本草述钩元》云："地骨皮，能裕真阴之化源，而不伤元阳，故与苦寒者特殊……须知此味不兼养血，却专以益阴为其功，虽能除热，却不以泻火尽其用，即曰益阴气者，便能泻火，但直以为泻火而用，则此味专以除热，不能治虚矣。"

病案 2 万某，女，53 岁，已婚，北京市丰台区，1958 年 8 月 21 日初诊。长期以来，难以入睡，多汗，手心发热，胃脘不适，气短，唇绀，口干引饮。舌暗红，苔薄黄，脉弦涩。

辨证：心肾不交。

治法：滋阴降火，交通心肾。

处方：

西洋参 10g	生北芪 10g	紫丹参 10g
银柴胡 10g	地骨皮 12g	制鳖甲 15g
乌贼骨 10g	西砂仁 4g	广橘络 10g
云茯神 12g	炒枣仁 12g	浮小麦 15g
龙眼肉 10g	灯心草 5g	生甘草 5g
大红枣 10g		

7 剂，水煎服。日 1 剂，早、晚分服。

按：此方以紫丹参、西洋参、生北芪益气活血；以银柴胡、地骨皮、制鳖甲、浮小麦滋阴潜阳、养阴补肾敛汗，治浮游之火，除手心热；以乌贼骨、西砂仁、广橘络治胃脘不适；以云茯神、龙眼肉、灯心草、炒枣仁敛心安神以治失眠；以生甘草、大红枣调和诸药。

病案 3 郑某，男，70 岁。失眠，烦躁，多汗，心烦，纳差，服药后腹胀好转，舌红苔黄，脉弦滑数。

辨证：痰热扰心。

治法：清热化痰，和中安神。

处方：西洋参 10g　　生北芪 10g　　紫丹参 10g
　　　云茯神 12g　　炒枣仁 12g　　龙眼肉 15g
　　　夜交藤 12g　　灯心草 5g　　　藿香叶 10g
　　　炒扁豆 15g　　川郁金 10g　　生甘草 5g
　　　大红枣 10g　　谷麦芽 15g　　浮小麦 15g
　　　　　　　　　　7 剂，水煎服。日 1 剂，早、晚分服。

按： 此方以西洋参、生北芪、紫丹参益气活血；以云茯神、炒枣仁、龙眼肉、夜交藤、灯心草敛心安神；藿香叶、炒扁豆、谷麦芽健脾和胃，且扁豆兼除胸膈间滞气，除烦也。以上用方配伍及用药之法则，如中国象棋之车马炮，互为犄角，攻防兼备，环环相扣，动则有根也。川郁金、浮小麦、大红枣、生甘草治疗多汗、心烦，有滋阴清热之功。

病案 4 童某，女，32 岁。中铁，四川籍。失眠。近来便结，尿黄，口干，近而入睡难，多梦。舌红，苔干白，脉细涩。

处方：西洋参 10g　　生北芪 12g　　紫丹参 10g
　　　云茯神 12g　　炒枣仁 10g　　灯心草 3g
　　　金石斛 10g　　火麻仁 12g　　麦门冬 15g
　　　大红枣 10g　　大生地 10g　　天门冬 10g
　　　制首乌 12g　　夜交藤 12g　　生甘草 5g
　　　　　　　　　　　　　　　　7 剂，水煎服。

按： 此方以西洋参、生北芪、紫丹参益气活血，云茯神、炒枣仁、灯心草敛心安神，金石斛、火麻仁、麦门冬、大红枣、天门冬增液行舟以通便，何首乌、夜交藤、大生地补肾安神，以治失眠，生甘草调和诸药。

病案5 徐某，男，31岁。失眠。现面色黎黑，两肋胀，尿黄。舌淡，有齿痕，苔白，脉细数。

辨证：肝胃不和。

治法：疏肝理气。

处方：西洋参10g　　生北芪10g　　紫丹参7g

　　　北柴胡10g　　川郁金10g　　鸡骨草10g

　　　田基黄12g　　海金沙12g　　金钱草12g

　　　云茯神10g　　炒枣仁10g　　生龙齿15g

　　　大腹皮10g　　车前子10g　　生甘草5g

　　　　　　14剂，水煎服。日1剂，早、晚分服。

方中西洋参、生北芪、紫丹参益气养血，北柴胡、川郁金、鸡骨草清肝胆瘀热，田基黄、海金沙、金钱草清热利湿，茯神、炒枣仁、生龙齿清心安神，大腹皮行气除胀，车前子引火下行，生甘草调和诸药。

此患者半月前曾因失眠初诊于孙光荣教授，兹将前方记录如下：

处方：生晒参12g　　生北芪7g　　紫丹参10g

　　　川郁金10g　　金钱草10g　　鸡骨草10g

　　　明天麻10g　　炙远志10g　　龙眼肉10g

　　　炒枣仁12g　　生龙齿15g　　生甘草5g

　　　　　　14剂，水煎服，日1剂，早、晚分服

此处方中明天麻、炙远志、龙眼肉乃敛心安神补脑之品。两次都用炒枣仁、生龙齿敛心安神，生甘草调和诸药。

补记：川郁金、金钱草、鸡骨草三联药组——郁金入少阳，金钱草清肝胆湿热，鸡骨草舒肝散瘀，清热利湿。三药搭配，共清肝、胆、脾胃之郁热也。

按：此方不但治疗失眠，而且常用来调理体质。方中为何用清热利湿之车前子、海金沙、金钱草？因其尿黄故也。缘尿之形成乃小肠分清泌浊使然，而小肠与心互为表里，尿黄即小肠有火，亦即心之火也。其面色黎黑，乃肝郁化火，炼液焦枯，肾水被肝木牵引太过，水不制火，相火妄动，扰动心神，阴不敛阳，则失眠不寐，当泻其火，而解其肝郁之相火，此柴胡、郁金之长也。

鸡骨草，为豆科植物广州相思子的干燥全株。具有清热解毒，舒肝散瘀之功效。主治黄疸肝炎，胃痛，乳痈，瘰疬，跌打伤瘀血疼痛。

田基黄，为藤黄科植物地耳草的全草。具有清热利湿，解毒，散瘀消肿之功效。主治湿热黄疸，泄泻，痢疾，肠痈，痈疖肿毒，乳蛾，口疮，目赤肿痛，毒蛇咬伤，跌打损伤。《新华本草纲要》言："用于胃脘痛，咳嗽，月经不调。"

二十八、精神障碍

病案 1 黄某，男，27 岁。住北京市朝阳花虎沟，在中石油工作，未婚。有磺胺药过敏史。长期以来抑郁不舒，胃脘不适，面色萎黄，倦怠。舌淡，苔白，脉弦细。

辨证：肝气郁结，横逆犯胃。

治法：疏肝解郁，理气和中。

处方：生晒参 12g　　　生北芪 10g　　　紫丹参 10g

川郁金 10g　　　云茯神 12g　　　炒枣仁 10g

乌贼骨 10g　　　西砂仁 4g　　　大红枣 10g

炙远志 10g　　　石菖蒲 10g　　　生甘草 5g

广橘络 6g

7 剂，水煎服。日 1 剂，早、晚分服。

按：此方以生晒参、生北芪、紫丹参益气活血；川郁金、云茯神、炒枣仁、石菖蒲、炙远志解郁安神；乌贼骨、西砂仁、广橘络健脾益气，治胃脘不适；大红枣育阴养血，以治其面色萎黄；生甘草调和诸药。

病案 2 黄某，女，24 岁。精神分裂症，服药后已好转。舌红苔少，脉弦小。

辨证：心神失养。

治法：甘润缓急，养心安神。

处方：

西洋参 10g	生北芪 10g	紫丹参 10g
石菖蒲 10g	炙远志 10g	川郁金 10g
云茯神 12g	炒枣仁 12g	合欢皮 10g
灵磁石 5g	龙眼肉 10g	制首乌 12g
生甘草 5g		

14 剂，水煎服。日 1 剂，早、晚分服。

方中西洋参、生北芪、紫丹参益气养血，石菖蒲、炙远志、川郁金开郁益智，云茯神、炒枣仁、合欢皮、灵磁石、龙眼肉、制首乌清心安神，生甘草调和诸药。

按：心为五脏六腑之大主，主神明。神志不清，乃血不归仓，忧思过则伤心，其病机乃虚和郁，无虚不成郁，无郁不成虚。

孙光荣教授曰："是非审之于己，毁誉听之于人，得失安之于数。"

病案 3 周某，女，57 岁。抑郁，焦虑不安，神疲，乏力，心烦，寐差，胃脘胀，口干，舌淡，有裂纹，苔微黄，脉细无力。

辨证：热扰心神。

治法：养阴清热，宁心安神。

处方：

西洋参 12g	生北芪 10g	紫丹参 10g
川郁金 10g	炙远志 10g	石菖蒲 12g
云茯神 12g	炒枣仁 12g	合欢皮 10g
乌贼骨 10g	西砂仁 4g	龙眼肉 10g

制首乌 12g   大腹皮 10g   制川朴 6g

鸡内金 6g

14 剂，水煎服。日 1 剂，早、晚分服。

按：此方以西洋参、生北芪、紫丹参为君药，益气养阴而活血，曾读王清任《医林改错》云："人过半百，则阴气减半，阳气大减，而血脉郁滞。"故以西洋参养阴，生北芪养阳。当年师祖爷佛老为滋阴之丹溪派，李聪甫老为东垣之补阳派，故孙光荣教授常以养阴之太子参、西洋参承丹溪之灵脉，而以黄芪显东垣派补中益气之遗蕴。丹参取晚清诸医家之所长也。又以川郁金、炙远志、石菖蒲，开郁结；云茯神、炒枣仁、合欢皮、龙眼肉、制首乌，敛心安神，而治心烦寐差；以乌贼骨、西砂仁、鸡内金补中胃气，遂大气流转也。其所用大腹皮、制川朴，乃因胃脘胀，随证加减之药也。以上配方之妙，严谨而活泼，跃然于字里行间。

远志，乃远志科植物远志或卵叶远志的干燥根根。具有安神益智，祛痰，消肿之功效。用于心肾不交引起的失眠多梦，健忘惊悸，神志恍惚，咳痰不爽，疮疡肿毒，乳房肿痛。《本草正》云："远志，功专心肾，故可镇心止惊，辟邪安梦，壮阳益精，强志助力。"《本草纲目》云："远志，入足少阴肾经，非心经药也。其功专于强志益精，治善忘。盖精与志，皆肾经之所藏也。肾经不足，则志气衰，不能上通于心，故迷惑善忘。《灵枢经》云，肾藏精，精合志，肾盛怒而不止则伤志，志伤则喜忘其前言，腰脊不可以俯仰屈伸，毛悴色夭。又云，人之善忘者，上气不足，下气有余，肠胃实而心肺虚，虚则营卫留于下，久之，不以时上，故善忘也。"

二十九、肾　癌

李某，男，55 岁。肾癌术后。最近两个多月，因劳累，加上自行

177

停服中西药，出现胸痛，于 2012 年 6 月 8 日于北京肿瘤医院行胸腹 CT 示：胸部结节。现胸疼（左），腰酸胀（右），尿黄，寐不宁，食后腹胀，口稍干。舌暗红，中有裂纹，苔黄厚，脉弦细数。

辨证：湿热蕴结。

治法：清热利湿，祛瘀解毒。

处方：西洋参 10g　　　生北芪 10g　　　紫丹参 10g

　　　山慈菇 12g　　　猫爪草 12g　　　白花蛇舌草 12g

　　　半枝莲 12g　　　川杜仲 12g　　　金狗脊 10g

　　　制川朴 6g　　　延胡索 10g　　　佩兰叶 6g

　　　车前子 5g　　　生薏米 20g　　　生甘草 5g

　　　刀豆子 20g

7 剂，水煎服。日 1 剂，早、晚分服。

按：此方以西洋参、生北芪、紫丹参益气活血，以山慈菇、猫爪草、白花蛇舌草、半枝莲清热解毒以抗癌，以川杜仲、金狗脊、刀豆子补腰肾、强筋骨以治腰酸胀，以制川朴、延胡索行气止痛治胸疼，以佩兰叶芳香化湿健脾治食后腹胀，生薏米、车前子清热利湿以治尿黄，生甘草调和诸药。

孙光荣教授自拟的治疗肾癌基本方——孙氏保肾抑癌汤。摘抄于下，以供研习。

［君］西洋参 12g　　生北芪 12g　　紫丹参 10g　——益气活血

［臣］川杜仲 12g　　刀豆子 12g　　金毛狗 12g　——保肾壮髓

［佐］菝葜根 15g　　猫爪草 15g　　山慈菇 15g　——软坚散结

［使］赤小豆 12g　　车前子 10g　　生甘草 5g　——补引纠和

附：针对症状的三联专药组：

咳喘不已 ——————　五味子、炙冬花、炙紫菀；

小便余沥 ——————　菟丝子、金钱草、蒲公英；

腰痛剧烈 ——————　鸡屎藤、延胡索、制乳没；

癥块不散 ——————— 净水蛭、地鳖虫、上肉桂。

鸡屎藤，为茜草科植物鸡屎藤的全草及根。搓其叶嗅之，有臭气。具有祛风活血，止痛解毒，消食导滞，除湿消肿之功效。治风湿疼痛，腹泻痢疾，脘腹疼痛，气虚浮肿，头昏食少，肝脾肿大，瘰疬，肠痈，无名肿毒，跌打损伤。《李氏草秘》："煎洗腿足诸风，寒湿痛，拘挛不能转舒。"

三十、湿 疹

李某，男，49岁，湖南浏阳人。湿疹三年余，周身散布皮疹，瘙痒难忍，伴渗出，皮疹暗红色。舌淡苔白厚，脉滑。

辨证：湿毒蕴结。

治法：清热解毒祛湿。

处方：

生晒参 10g	生北芪 10g	紫丹参 10g
大生地 10g	赤芍药 10g	蒲公英 15g
土茯苓 30g	金银花 20g	生薏米 30g
芡实仁 30g	山慈菇 10g	白鲜皮 12g
地肤子 12g	紫花地丁 10g	皂角刺 10g
全当归 10g	生甘草 5g	

7剂，水煎服，日1剂，早、晚分服。

按：《素问·至真要大论》言："诸痛痒疮，皆属于火。"此方以生晒参、生北芪、紫丹参益气活血，痒因风也，血行风自灭，然治风者活血，以全当归、大生地、赤芍药养经活血。病本在气血虚，血虚则生燥风，病久则毒、热、湿浊俱生，故以金银花、蒲公英、紫花地丁、山慈菇清热解毒，以地肤子、白鲜皮、土茯苓、生薏米、皂角刺清热燥湿化痰，生甘草乃调和诸药，共奏解毒祛湿止痒之功。

三十一、黑肤病

陈某，女，44岁。黑肤病。近三年来，自颈部开始，渐及面、手出现黑素沉着，与情绪有关，经少，无白带，无口干，与天气变化无关。舌红苔白，脉弦小。

辨证：肝郁气滞血瘀。

治法：疏肝行气，活血祛瘀。

处方：

西沙参 10g	生北芪 10g	紫丹参 10g
白鲜皮 10g	香白芷 10g	地肤子 10g
大生地 10g	赤芍药 10g	大红枣 10g
川郁金 10g	阿胶珠 10g	全当归 10g
山慈菇 10g	猫爪草 10g	生甘草 5g

7剂，水煎服。日1剂，早、晚分服。

按：黑肤病，孙光荣教授以生北芪、西沙参、紫丹参益气活血，白鲜皮、地肤子、山慈菇、猫爪草清热解毒，香白芷入阳明经，大生地、赤芍药、全当归、阿胶珠、大红枣调理血分，生甘草调和诸药。

三十二、甲状腺癌

关某，女，50岁。甲状腺癌术后。舌淡红，有齿痕，苔少，脉细滑。

辨证：痰凝毒聚。

治法：清热解毒，化痰软坚散结。

处方：

生晒参 15g	生北芪 10g	紫丹参 10g
山慈菇 10g	猫爪草 10g	天葵子 10g
制鳖甲 10g	珍珠母 10g	阿胶珠 10g
白花蛇舌草 10g	半枝莲 10g	金银花 10g

生甘草 5g

14 剂，水煎服。日 1 剂，早、晚分服。

按：此方孙光荣教授以生晒参、生北芪、紫丹参益气活血为君药，以山慈菇、猫爪草、天葵子清热解毒为臣药，以制鳖甲、珍珠母、阿胶珠软坚散结为佐药，以白花蛇舌草、半枝莲、金银花清热解毒，相须相使，以生甘草调和诸药。

孙光荣教授曰："古人处方，以单药君臣佐使，今吾以三联药组，形成三角方，按照药组之功效列为君臣佐使。譬如此方，是以益气活血大法为君，以清热解毒为臣，以软坚散结为佐，以补引纠和为使。古人言'胸中有大法，笔下无死方'，法不变，而三药组合千变万化，此亦吾之经验所得也。今吾门弟子当以此方法，以此君臣佐使处方用药，举一反三，体悟中医，造福于天下也。"

三十三、梅核气

高某，女，39 岁。咽有异物感，吞之不下，吐之不出。脱发十余年，乏力，偶有寐差。舌红，苔少，脉细。

辨证：痰凝气聚，肝肾不足。

治法：滋补肝肾，化痰降逆。

处方：

生晒参 15g	生北芪 10g	紫丹参 10g
制首乌 15g	明天麻 10g	阿胶珠 10g
制鳖甲 15g	木蝴蝶 6g	白牛膝 10g
云茯神 10g	炒枣仁 10g	生甘草 5g
化橘红 6g		

7 剂，水煎服。日 1 剂，早、晚分服。

按：此方以生晒参、生北芪、紫丹参益气活血，为君药；以制首乌、明天麻、制鳖甲、阿胶珠滋补肝肾、养血补脑，为臣药。咽有异物感，如"猫爪喉咙"（患者言），孙光荣教授曰，本病还未到梅核气这一步，以木蝴蝶清理咽喉即可，方中的白牛膝，乃石竹科之狗筋藤之根。《滇南本草》言："攻疮痈热毒红肿，痄腮，乳蛾。"其入咽喉经络可知。以云茯神、炒枣仁安神治疗失眠，生甘草、化橘红调和诸药。

孙光荣教授曰："凡古方言某药，治无名肿毒者，皆可治今日之癌症也。因古方无癌症之名，而以无名肿毒概言之，此不传之秘也。"

三十四、心　悸

曹某，男，45岁。心悸，惶恐，掌心出汗已8个月，已用多种药物治疗，效果不显。实验室检查无异常。舌红有津，苔薄白，脉细无力。

辨证：心胆气虚。

治法：镇惊宁心安神。

处方：生晒参 15g　　生北芪 10g　　紫丹参 10g
　　　麦门冬 12g　　五味子 3g　　　灵磁石 10g
　　　云茯神 10g　　炒枣仁 10g　　龙眼肉 10g
　　　川郁金 10g　　灯心草 3g　　　生甘草 5g
　　　浮小麦 10g

7剂，水煎服。

按：孙光荣教授此方，以生晒参、生北芪、紫丹参益气活血，为君药；以麦门冬、五味子、灵磁石敛心安神，为臣药；佐云茯神、炒枣仁、龙眼肉安神定惊，以治心悸、惶恐；以川郁金、灯心草、生甘草、浮小麦，补引纠和，共奏神功。

孙光荣教授曰："凡掌心汗，均为心之汗也，乃心火不宁，逼迫津液外泄也。故欲治掌心之汗，必先清心经之火。"以麦门冬、五味子、灵磁石、云茯神、炒枣仁、龙眼肉、灯心草清心火。

又曰："吾方虽曰清心火，而不曾处以清热泻火之药，如金银花、半枝莲、蒲公英、连翘等之，何也？""吾以为心者，火也，当下济肾水；肾者，水也，当上济心火，水火相济，则津液各行其道，安得迫津液汗出？故欲制火，当补肾水。"

孙光荣教授强调："凡脾胃者，后天之本也。肾精者，先天之本也，食者性也，人之本能也。二者慎养，调护得宜，可以长寿也。若损先天、后天之本，则形衰命之也。"

三十五、血 尿

姜某，男，36岁。左肾切除后7个月。现晨起尿血、腰痛，头晕耳鸣，神疲，舌淡，苔黄滑，脉弦稍数。

辨证：肾虚火旺。

治法：益气清热，凉血止血。

处方：

生晒参 12g	生北芪 12g	紫丹参 5g
山慈菇 10g	猫爪草 10g	制鳖甲 15g
小蓟草 10g	川杜仲 10g	白茅根 10g
赤小豆 10g	车前子 10g	侧柏炭 10g
生甘草 5g		

14剂，水煎服。日1剂，早、晚分服。

按：此方孙光荣教授以生晒参、生北芪、紫丹参为益气活血，为君药三联药组，以山慈菇、猫爪草、制鳖甲软坚散结为臣药。软坚散结，"结"在何处？不通，为瘀结也，热结也。以小蓟草、川杜仲、白茅根清热凉血以治疗血尿为佐药，以赤小豆、车前子、侧柏炭补引纠和，生甘草调和诸药。

补记：此患者于2012年2月20日至2012年3月2日于北京某医院治疗，于2012年2月24日行左肾切除术，术后诊断：左肾结核，右肾积水，肾功能不全。病理结果确诊为肾结核，继续抗结核治疗。化验 HGB 98g/L，嗜酸粒细胞数偏高，谷丙转氨酶 66.24 U/L，BOQ 13.02 mmol/L ，Cr 147.3 mmol/L。

孙光荣教授曰："凡言病，必处以中医之思维，始能处以中医之方药，若以西医之诊断与中医方剂行固定之搭配，殊为不妥！盖古人言，凡中医治病，必"因人、因时、因地"制宜，若以相同之病名，不问年龄、体质、证症之不同，千篇一律用同一方剂，其药入口，尤取其性命也。"

三十六、桥本病

吉某，女，32 岁。甲状腺弥漫性病变桥本病。月经延期，量少，白带多，寐差，头晕，腰酸，口干。舌淡，有齿痕，苔少，脉细无力。

辨证：气滞血瘀。

处方：

西洋参 12g	生北芪 12g	紫丹参 7g
益母草 10g	山慈菇 10g	天葵子 10g
猫爪草 10g	丝瓜络 7g	白花蛇舌草 15g
云茯神 10g	炒枣仁 12g	龙眼肉 10g
乌贼骨 10g	西砂仁 4g	炒六曲 15g

14 剂，水煎服。日 2 次，早、晚分服。

另，坐浴方：

蛇床子 12g	百部根 10g	白花蛇舌草 10g
白鲜皮 10g	地肤子 10g	蒲公英 15g
金银花 12g	生薏米 15g	芡实仁 15g
煅龙骨 15g	煅牡蛎 15g	紫苏叶 6g
生甘草 5g		

7 剂，外洗，早晚各 1 次。

煮开后煎约 10 分钟，凉温外洗；次日晨加水复煎，外洗 1 次。

按：孙光荣教授曰：此女子桥本病甲状腺兼乳腺囊肿，月经延迟，寐差，每天均有白带，故以西洋参、生北芪、紫丹参益气活血，益母草调经，山慈菇、天葵子、猫爪草、白花蛇舌草清热解毒，云茯神、炒枣仁、龙眼肉敛心安神，乌贼骨、西砂仁、炒六曲调和脾胃。孙光荣教授曰，脾胃后天之本，肾为先天之本，二者得调，诸病不死。丝瓜络疏经活络、解毒消肿兼祛风，可治痹症拘挛，胸胁胀痛，乳汁不通。孙光荣教授曰："百病蜂起，无从下手，女子内治先调其经，外洗调其带。"外洗药用清热解毒，祛湿止痒类可。

三十七、不孕症

赵某，女，33岁，2014年7月20日初诊。求嗣。婚后7年未孕，月经量少，面色无泽。舌淡，苔少，脉弦小。

辨证：气血亏虚。

治法：益气养血调经。

处方：
生晒参 12g	生北芪 12g	紫丹参 10g
益母草 12g	制香附 10g	阿胶珠 10g
覆盆子 10g	刀豆子 10g	川杜仲 10g
全当归 12g	生甘草 5g	制首乌 12g

14剂，水煎服。日1剂，早、晚分服。

按：此女子曾于北京某三甲医院就医两次，人工授精，每次三万左右，均未成功受孕。现月经量少，膜状物较多。

孙光荣教授曰："女欲种子，必先调经。调经之先，顾护津液。"此女子面色无泽乃气虚也，气为血之帅，阴津不足，气阴两虚，不是血本身少，33岁，面色无泽，此所言之泽，不是抹护肤品产生的光泽，而是自内而外透出来的光泽。应以益气养血调经为法。本方以生晒参、生北芪、紫丹参益气养血，益母草、制香附、阿胶珠养血调经，覆盆子、刀豆子、川杜仲滋补肝肾，全当归、生甘草、制首乌补引纠和。

8月10日复诊：脉弦小，舌淡，苔少。月经期，量少，稍延期。

生晒参 12g	生北芪 12g	紫丹参 10g
益母草 12g	制香附 10g	阿胶珠 10g
川杜仲 10g	全当归 12g	鸡内金 6g
紫河车 10g	金银花 10g	大生地 10g
生北楂 6g	珍珠母 12g	生甘草 5g

14剂，水煎服，日1剂，早、晚分服。

按：本方以生晒参、生北芪、紫丹参益气养血，益母草、制香附、阿胶珠养血调经，川杜仲、全当归、鸡内金精血同补，余药补引纠和。

孙光荣教授曰：有"膜"就用鸡内金，健脾胃以生津液，兼助药力。有湿浊者，加山楂化湿降浊。诸药药性庞杂，故以生甘草少量调和诸药。凡调经方中常用当归，以其温经养血而取归来之意也。

覆盆子，为蔷薇科悬钩子属植物华东覆盆子的果实。7～8月间果实已饱满呈绿色未成熟时采收，将摘下的果实拣净梗、叶，用沸水烫1～2分钟，取出置烈日下晒干。本品与桑螵蛸功效相似，具补肾滋阴之效，后者长于尿频遗尿之肾阳虚兼证病。《药性论》言："主男子肾精虚竭，女子食之有子。主阴痿。"《名医别录》曰："益气轻身，令发不白。"《本草通玄》言其"甘平入肾，起阳治痿，固精摄溺，强肾而无燥热之偏，固精而无凝涩之害，金玉之品也。"现代药理研究证实，有似雌激素样作用。

本案中初诊孙光荣教授以益母草、制香附、阿胶珠养血，覆盆子、刀豆子、川杜仲、首乌补肾养血以调经。复诊以鸡内金、紫河车"补膜"。孙光荣教授曰："她（不孕）就是缺那层膜，以膜补膜。"以大生地、金银花滋阴凉血，是邪热去则真阴存也。北山楂于此乃治血滞经痛。昔朱丹溪以此单方治疗产后枕痛、恶露不断。孙光荣教授早先师从其父佛老，承丹溪血脉，成年后求师于李聪甫研究员，重视脾胃，擅于用山楂调月经。

三十八、胸腔积液

薛某，男，31岁。胸腔积液（左下），咳唾引痛，呼吸困难，喘息不得卧，但胸片检查无其他病变。舌红，苔白滑，脉弦数。

辨证：饮停胸胁。

治法：泻肺祛饮。

处方：生晒参 10g　　　生北芪 10g　　　紫丹参 10g

　　　全瓜蒌 10g　　　法半夏 10g　　　广陈皮 10g

　　　葶苈子 10g　　　生薏米 15g　　　芡实仁 15g

　　　桑白皮 12g　　　蒲公英 15g　　　金银花 15g

　　　车前子 10g　　　生甘草 5g　　　　南杏仁 10g

　　　　　　　　7剂，水煎服。日1剂，早、晚分服。

此方以生晒参、生北芪、紫丹参益气活血，全瓜蒌、法半夏、广陈皮化痰，葶苈子、生薏米、芡实仁利水渗湿，桑白皮、蒲公英、金银花清肺热。盖痰浊乃水火相辅而成，泻肺火乃釜底抽薪之法也。车前子、生甘草、南杏仁乃补引纠和也。

三十九、哮　喘

病案1　金某，男，66岁。哮喘。连年来咳嗽，气喘，气短，咳痰不爽，伴有唇绀，寐差，早醒。舌淡，有齿痕，苔少，脉弦滑。

辨证：痰湿内阻。

治法：清热化痰祛湿。

处方：生晒参 10g　　　生北芪 10g　　　紫丹参 10g

　　　荆芥穗 10g　　　法半夏 7g　　　　广陈皮 7g

炙冬花 10g	炙紫菀 10g	麦门冬 12g
蒲公英 12g	金银花 10g	辛夷花 7g
云茯神 12g	炒枣仁 12g	生甘草 5g
阿胶珠 10g	桑白皮 10g	

21 付，水煎服。日 1 剂，早、晚分服。

按：此方孙老以生晒参、生北芪、紫丹参益气活血，荆芥穗、法半夏、广陈皮祛风化痰，炙冬花、炙紫菀、麦门冬、桑白皮清热止咳，蒲公英、金银花、辛夷花清热开窍，云茯神、炒枣仁、阿胶珠敛心安神，生甘草调和诸药。

孙光荣教授曰："古代郎中不治喘，治喘易丢脸。"言喘证之难治也。孙光荣教授授治喘之法，乃益气活血为君，清热化痰为臣，宣肺止咳为佐，生甘草、桑白皮为使，对喘病日久，气血亏虚者，加阿胶珠补益气血。诸药和奏彰显奇效。

病案 2 陈某，男，6 岁。哮喘 4 年，有哮喘遗传史，对虾、芋头过敏。每次哮喘发作多无征兆，今夏频繁发作，且不易控制。现面色无华，咳喘，舌红苔黄，脉细稍数。

处方：生晒参 6g	生北芪 5g	紫丹参 5g
荆芥穗 7g	南杏仁 7g	矮地茶 10g
炙冬花 7g	炙紫菀 7g	金银花 10g
蒲公英 10g	法半夏 7g	广陈皮 7g
黑骨脂 7g	生甘草 3g	

7 剂，水煎服。日 1 剂，早、晚分服。

按：孙光荣教授曰，此患儿两岁起，咳嗽，气喘，反复发作。此为肾不纳气，脾肾不足，脾虚则面色无华，肾虚则发无光泽。

此次先治标，使之不喘，喘平后，补脾胃，目的在于减少发作。先天脾肾不足，较难根治，平素可服十全大补丸，若无，以紫河车代之，10 岁左右会慢慢好转。此方，孙光荣教授以生晒参、生北芪、紫丹参益气活血，荆芥穗、南杏仁、矮地茶清热平喘，炙冬花、炙紫菀、金银花清热止咳，蒲公英、法半夏、广陈皮清热化痰，生甘草调和诸药，黑骨脂，其为补骨可也，治肾虚咳喘。

矮地茶，不问寒热，但见咳嗽，均可运用。

四十、前列腺增生

李某，男，55岁。前列腺肥大。现尿频，胃脘闷胀，乏力、腰酸、晨勃消失、指甲枯糙、肌肤甲错、眠差，大便稀溏。舌淡红，苔黄腻，脉小形大，弦中带滑，右脉沉。有冠脉支架术史，糖尿病史。

辨证：脾肾亏虚，湿热内生。

治法：健脾益肾，清热祛湿。

处方：

生晒参 12g	生北芪 10g	紫丹参 10g
法半夏 7g	广陈皮 7g	玉米须 6g
乌贼骨 10g	西砂仁 4g	制川朴 6g
山慈菇 10g	菟丝子 10g	车前子 10g
制鳖甲 12g	佩兰叶 10g	芡实仁 12g
延胡索 10g		

14剂，水煎服。日1剂，早晚服。

按：此患者数年前行冠脉支架手术，一直口服阿司匹林、波立维、他汀等多种药物。因前列腺疾病导致尿频，曾住院行干细胞治疗，现性功能尚可。检查尿动力为正常人之一半。平素嗜烟酒，乏力、腰酸、晨勃消失、指甲枯糙、肌肤甲错，脉小形大，脉弦中带滑，胃胀眠差，右脉沉。孙光荣教授言其脾肾两虚，燥热杂至，故以生晒参、生北芪、紫丹参益气活血，法半夏、广陈皮、玉米须化痰利湿治其消渴病湿热体质，乌贼骨、西砂仁、制川朴健脾化积行气而治胃脘闷胀。其画龙点睛之笔乃在山慈菇、菟丝子、车前子、制鳖甲4药之配伍上，其治消渴之肾病，有软坚散结，阴阳并补，补与泻之妙。至于佩兰叶、芡实仁，孙光荣教授曰，时令药也，过时令则不用。如暑湿季节，酌情用之。延胡索治疗腰酸痛。

四十一、肝 癌

于某，女，78岁，可疑肝癌。消瘦，右胁下疼痛，无力，恶心。舌淡，苔白，脉弦。

辨证：肝郁气滞血瘀。

治法：疏肝行气，活血化瘀解毒。

处方：

生晒参 12g	生北芪 10g	紫丹参 7g
乌贼骨 10g	西砂仁 4g	白蔻仁 6g
北柴胡 10g	草河车 10g	山慈菇 10g
天葵子 10g	猫爪草 12g	川郁金 10g
鸡骨草 10g	车前子 10g	延胡索 10g
生甘草 5g		

7剂，水煎服。日1剂，早、晚分服。

按：鸡骨草，乃豆科相思子属，具健脾疏肝散瘀的功效。

草河车，别名蚤休、独脚莲，又名七叶一枝花。具清热解毒，消肿止痛，凉肝定惊之功效。云南民间多用来治疗腹泻。生于山地林下或路旁草丛之阴湿处，产云南、贵州、四川等地。性微寒，味苦，有小毒。《滇南本草》："消诸疮，无名肿毒，利小便。"

此方以生晒参、生北芪、紫丹参益气活血，为君；西砂仁、乌贼骨、白蔻仁健脾和胃为臣，以北柴胡、草河车、山慈菇、天葵子、猫爪草清热解毒为佐，以川郁金、鸡骨草、延胡索疏肝解郁、活血散瘀止痛为使，以车前子、生甘草调和诸药，补引纠偏，但车前子一味药于此消脏膜之水肿，品之悟之，其意无穷。

四十二、头 痛

霍某，女，26岁。头痛，脱发，五心烦热，胃疼，多梦，便次多，皮肤干燥。舌红苔薄黄，脉细稍涩。

辨证：阴虚火旺。

治法：滋阴清热和络。

处方：

西洋参 10g	生北芪 10g	紫丹参 10g
制首乌 10g	蔓荆子 10g	西藁本 10g
银柴胡 10g	地骨皮 10g	制鳖甲 15g
云茯神 10g	炒枣仁 10g	大红枣 10g
龙眼肉 10g	生甘草 5g	全当归 10g

7剂，水煎服。日1剂，早、晚分服。

此方以西洋参、生北芪、紫丹参益气活血，为君；制首乌、蔓荆子、西藁本直达头顶，疏风清热以治头痛、脱发，为臣；银柴胡、地骨皮、制鳖甲滋阴清热，治五心烦热，为佐；云茯神、炒枣仁、大红枣、龙眼肉敛心安神治失眠多梦，为使；辅以生甘草调和诸药，全当归养血润燥，此乃补引纠和。

四十三、晕 厥

陈某，男，36岁。阵发性晕厥，服药后可以缓解，偶有心悸易怒。舌红苔薄黄，脉弦小。

辨证：气机上逆，壅阻心胸。

治法：开窍顺气解郁。

处方：

西洋参 12g	生北芪 12g	紫丹参 10g
制首乌 15g	明天麻 10g	紫浮萍 10g

山慈菇 12g	天葵子 12g	珍珠母 15g
白花蛇舌草 15g	半枝莲 15g	猫爪草 10g
净水蛭 6g	上肉桂 1g	辛夷花 6g
云茯神 12g	酸枣仁 12g	生甘草 5g

7 剂，水煎服。日 1 剂，早、晚分服。

此方以西洋参、生北芪、紫丹参益气活血；制首乌、明天麻、紫浮萍补肾祛风，清利头目，治疗头晕；以山慈菇、天葵子、珍珠母、白花蛇舌草、半枝莲、猫爪草软坚散结、清热解毒；以净水蛭、上肉桂、辛夷花载药上行，达于脑部，上肉桂兼纠净水蛭之腥味；云茯神、酸枣仁乃治心悸易怒之心火也；生甘草调和诸药。

四十四、痞　格

赵某，女，24 岁。痞格证。两年来，气不上续，咽不能下，神疲乏力，面色微黄，月经量少，眠差，多梦，气不能上来时，有恐惧感，目有血丝。舌暗红，苔薄黄，脉细无力。

辨证：气机紊乱。

治法：行气化痰解郁。

处方：

生晒参 12g	生北芪 12g	紫丹参 10g
北柴胡 10g	法半夏 7g	广陈皮 7g
云茯神 12g	炒枣仁 12g	龙眼肉 10g
炙远志 6g	石菖蒲 7g	川郁金 10g
阿胶珠 10g	白蔻仁 6g	高良姜 12g
化橘红 6g		

7 剂，水煎服。日 1 剂，早、晚分服。

按：孙光荣教授曰，以上诸证乃气机紊乱所致，目有血丝，乃内热也。此方以生晒参、生北芪、紫丹参益气活血为君；北柴胡、法半夏、广陈皮行气化痰，为臣；云茯神、炒枣仁、龙眼肉敛心安神，为佐；炙远志、石菖蒲、川郁金开窍解郁，为使；凡神疲面黄，乃脾虚也，以阿胶珠、白蔻仁、高良姜、化橘红健脾，以补引纠和。

四十五、奔　豚

　　解某，女，59 岁。奔豚病，心动悸，服桂枝汤，心动悸减轻。现耳鸣，少腹之气往上冲，前至心下，后至脑后，上达头顶囟门。舌淡苔少，脉细稍滑。

　　辨证：心阳不足，气逆上冲。

　　治法：重镇安神。

　　处方：
西洋参 12g	生北芪 7g	紫丹参 10g
川郁金 10g	北柴胡 10g	降真香 10g
云茯神 12g	炒枣仁 12g	灵磁石 5g
代赭石 15g	大腹皮 10g	制川朴 6g
川桂枝 10g	小茴香 10g	生甘草 5g

7 剂，水煎服。日 1 剂，早、晚分服。

　　按：孙光荣教授曰：奔豚之气，出自《金匮要略》。主要有两种病因，一者寒自下焦，二者忧郁引起，导致心阳不足，气逆上冲，气机紊乱。患者气从少腹上冲，如有小豚奔闯，故名奔豚气，此病与西医"胃肠神经官能症"相近。其病本因于寒邪，致心阳虚损，故服桂枝汤，心动悸减轻。治疗当重镇安神，川桂枝温心阳，小茴香化下焦寒气，大腹皮化腹中滞气。

四十六、慢性咽炎

　　杨某，男，41 岁。慢性咽炎，咽干，咽痛，心悸失眠，大便次数多。

舌淡，苔白，脉细。

辨证：心肾不交。

治法：清心安神，交通心肾。

处方：

西洋参 12g	生北芪 10g	紫丹参 10g
云茯神 10g	炒枣仁 10g	龙眼肉 10g
木蝴蝶 10g	苦桔梗 6g	骨碎补 10g
炒车前子 10g	生车前子 10g	炒山楂 10g
生山楂 10g	炒六曲 15g	巴戟天 10g
白蒺藜 10g	生甘草 6g	大红枣 10g

7 剂，水煎服。日 1 剂，早、晚分服。

按：此方以西洋参、生北芪、紫丹参益气活血，云茯神、炒枣仁、龙眼肉敛心安神，木蝴蝶、苦桔梗清热利咽，炒车前子、生车前子利水渗湿止泻，炒山楂，生山楂、炒六曲、巴戟天、白蒺藜健脾和胃，生甘草、大红枣调和诸药。

四十七、胃息肉

马某，女，43 岁，辽宁人。慢性浅表性胃炎，胃体多发息肉。有高血压、子宫肌瘤病史。现时心悸，月经提前。舌红苔少，脉细稍数。

辨证：肝阳上亢，痰瘀内阻。

治法：和胃化痰，平肝潜阳。

处方：

西洋参 12g	生北芪 10g	紫丹参 10g
乌贼骨 12g	西砂仁 4g	降真香 10g
山慈菇 10g	珍珠母 15g	鸡内金 6g
石决明 20g	川杜仲 10g	川牛膝 10g
菝葜根 12g	荜澄茄 4g	

14 剂，水煎服。日 1 剂，早、晚分服。

按：孙光荣教授曰：菝葜根具软坚散结之功，配伍山慈菇、珍珠母（无珍珠母以制鳖甲代），尤佳；另以乌贼骨、西砂仁、荜澄茄、降真香和胃；石决明、川杜仲、川牛膝平肝潜阳，以治血压高；以西洋参、生北芪、紫丹参益气活血。

孙光荣教授曰：凡息肉，用菝葜根、山慈菇、珍珠母配伍治之。

附　录

　　国医大师孙光荣，是我国著名的中医临床家、文献学家、中医药文化学者，他曾多次强调，中医人才培养要"首重德行""先养慈悲心"，并于 2007 年为其弟子制定《医师规》，以期加强医师道德建设，规范执业行为，弘扬"大医精诚"精神。

医师规

　　为加强医德医风建设，规范执业行为，特秉持"大医精诚"精神制定医师规，以期本门同道谨遵恪守。

　　立规矩以简明、具体、易行为要，故本"医师规"仅列具"诚、净、严、精"四条，每条分为"必须""应当""不准"三个层次，共十二项。

◎以"诚"执业

　　1. 必须坚持"生命至贵，病人至上"的服务理念，尊重患者的人格与选择诊疗方式的意愿。

　　2. 应当以仁爱、悲悯之心给患者一视同仁的重视、关心、照顾；在不违反法律法规的前提下及条件许可时，满足病人及其家属的合理要求；以诚恳、友好的态度建立互尊、互信、和谐、合作的医患关系。

　　3. 不准由于种族、国籍、信仰、性别、出身、地位、病种、病情及经济状况等因素歧视甚至拒诊、拒治病人；不准以夸大病情等方式恐吓、误导、讹诈病人；不准由于畏势、畏强、畏惑等因素迁就患者及其家属不合理要求，要恪尽职守，维护医师的荣誉与尊严。

◎以"净"执业。

1. 必须坚持"清廉自律，干净执业"的服务操守，严禁挟技谋取、交换患者的利益。

2. 应当不务虚名以求"心净"，不图财色以求"身净"。

3. 不准参与、支持违背人道主义的行为；不准在非诊疗必需时为炫耀医术或为谋取利益而开具大检查、大处方；不准以任何方式接受企业及其中介为推销其产品而提供的赞助、提成、宴请、礼品、旅游、休闲等利益输送。

◎以"严"执业

1. 必须坚持"严谨尽职，规范执业"的服务风格，在临床、教学、科研、管理、宣传中，充分体现医师的职业风范和社会责任。

2. 应当保持谦虚谨慎的作风，对患者认真、耐心接诊，正确、亲切、朴实地与患者沟通；应当对同行的诊疗给予公正、准确的评价和正当的维护；应当对学生认真、正确地给予传授、指导。

3. 不准挟技危害患者或让患者在不知情时承担隐性的治疗风险，不准在未征得患者同意的情况下，以传授、指导为名泄露可能造成伤害患者身心的隐私；不准因自恃医术、自顾名誉而隐避、拒绝讨论或转诊以致造成误诊、误治或延误治疗，在任何情况下不准提供虚假的诊疗数据与资料；不准在患者、学生中诋毁、贬低、打击、讥讽同行；不准对违背医师道德的言行包庇和袒护。

◎以"精"执业

1. 必须坚持"勤求博采，精益求精"的服务精神，精确诊断、精准治疗。

2.应当认真坚持终身学习，按年度完成师承、培训任务，积极参与学术交流，不断提高专业知识和技能；应当及时、精确记录诊疗过程和数据。

3.不准自行对患者试用未经政府批准使用的药物、医技、医疗器械；不准隐瞒、销毁原始诊疗资料；不准在自身论著中剽窃、抄袭他人论文、著作；不准利用电视、广播、网络、报纸、图书、课堂、带教等平台或载体，宣讲、传授、传播违背道德、违背科学或非自身熟悉专业的知识和技术。

医师职业重要而高尚，医师服务覆盖人类生老病死全程，首先必须遵守医师规，坚守职业道德，致力于造福人民大众。

孙光荣谨订

二〇〇七年十月一日于北京